大展好書　好書大展
品嘗好書　冠群可期

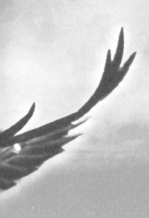

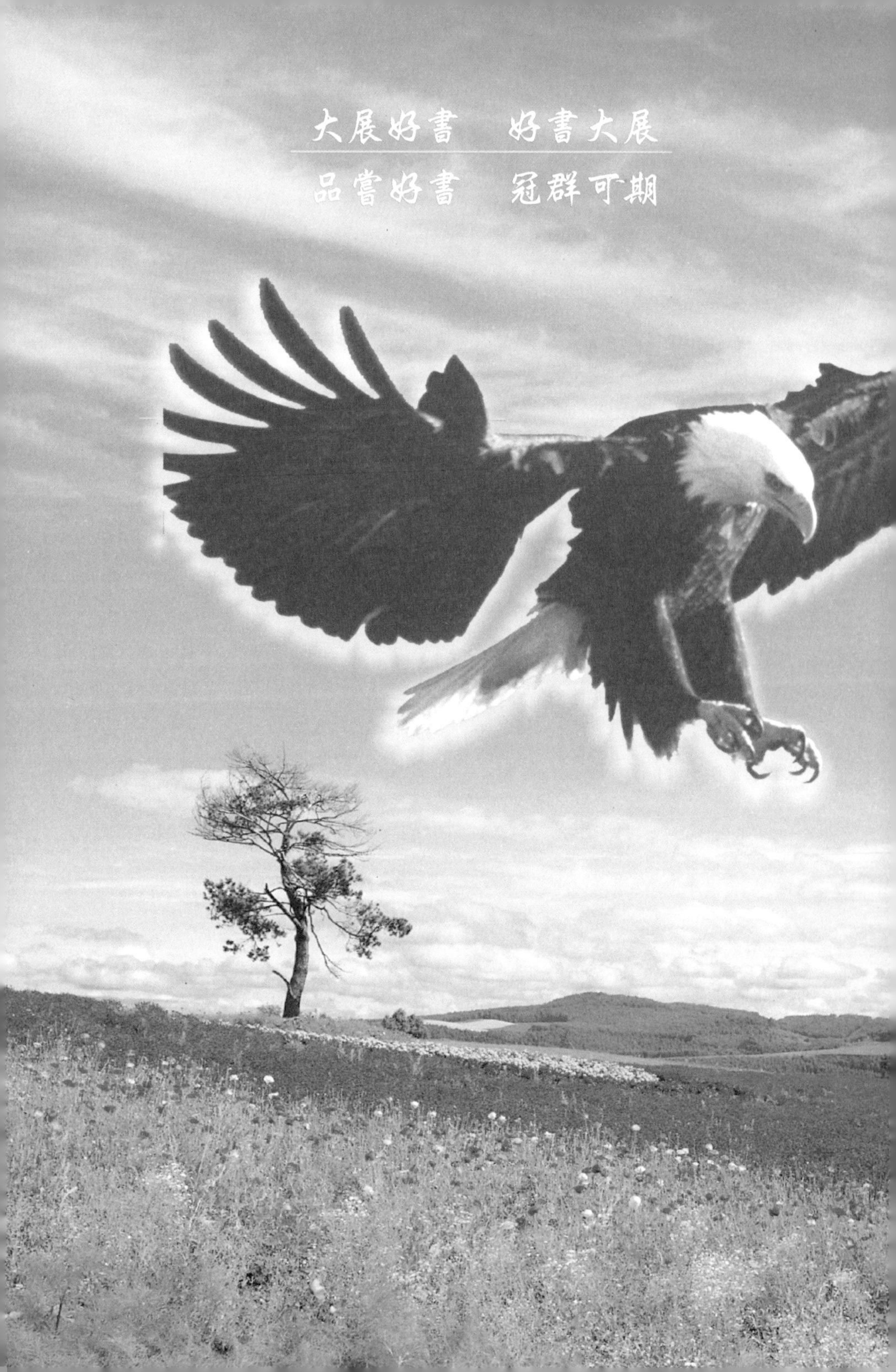
大展好書　好書大展
品嘗好書　冠群可期

健康加油站18

科學健身改變亞健康

黃光明　王宏　著

大展出版社有限公司

科學健身從我做起（自序）

一轉眼，我從事運動醫學已經三十年了，主要都在爲競技體育服務，爲國家隊運動員服務。近幾年來，在全民健身的熱潮中，我開始利用體育醫療科研的優勢，逐漸在探尋爲大衆服務、爲全民健身服務的途徑。

因爲我經常看到這樣一種現象：在晨練的人群中，幾乎都是中老年人。我多次清晨在天壇公園門口觀察，每次統計十分鐘入園的人數，大約有六百五十～八百五十人，但發現百分之九十五以上都是中老年人，而我詢問的對象絕大多數還都已經退休。我國國民體質監測報告表明，按照每週身體活動頻度≧三次、每次活動時間≧三十分鐘的人，可以列入「體育人口」統計，我國「體育人口」總體上不到百分之二十五。

城市中的成人群體，其中二十～三十四歲期間，比例稍高，接近總體數；三十五～四十九歲，隨著工作和生活負擔的加重，比例明顯下降，僅占百分之十左右；五十歲以後，隨著家庭壓力的減輕等，比例明顯增高至百分之三十～百分之四十；而到六十歲以後，增高最多，達到百分之六十～百分之七十。

廣大青中年人，幾乎都肩負事業和家庭兩副重擔，精力經常處於透支狀態，健身，對他們來說應該顯得更加重要。但是他們卻有千般理由將其放棄，許多人還很認眞地說：「等我退休後，再開始參加健身運動，現在太忙，眞的沒有時間，即使有時有點空，我只想睡一覺，動都不想動。」還有一些人，偶爾參加運動，也光憑興趣而不能堅持。

另外，長期觀察還發現在健身的人群中，無論選擇哪一種運動項目，有不少人動作都過於隨意，明顯缺乏科學健身的知識。不可否認，只要參加運動，堅持運動，對身體健康總是有益的，但是，如果我們增加一些科學健身方法，在相同的健身時間裡，可能就會成倍甚至數倍地提高健身的效果，這樣該有多好！

誰應該來做這種科普工作呢？作爲一名運動醫學工作者，應該義不容辭，自覺地去承擔這個義務，爲大衆的科學健身貢獻一份微薄之力。在這種想法的鞭策和激勵下，在體育總局群體司、科教司的支持下，我們經過專門的課題研究，對大衆健身咨詢服務進行了初步探索，試圖將一些最常遇到的問題和方法，匯總到這本小冊子中，供大家參考。

但我決定嘗試摒棄事先查閱參考書，引經據典以求完善的寫作定式，主要依靠捕捉記憶中的知識和經驗，可以說是「想到哪裡，就寫到哪裡」，只求實用性強一些、重點突出一些，而不敢奢求理論性和全面性。因此，錯謬肯定難免，只希望對大家能有所啓迪，我也就如願以償了。

黃光民

目錄

第三章　科學健身「四字經」

第四章　常用的運動方法

第九章　運動性軟組織損傷的對策

第一章 關注亞健康

1 什麼是「亞健康狀態」

隨著現代人工作節奏的加快，物質條件的改善，體力活動的減少，加上一些不良的生活習慣，往往會引起人體新陳代謝的紊亂，內臟器官功能的減弱，體能的下降，直至患病。

但由於自身的調節，大多數人在更多的時候卻還是處於健康和疾病之間，總感覺哪兒不舒服，但又查不出什麼毛病來，中國醫學稱之為「未病狀態」，現代醫學稱之為「第三狀態」或「過度疲勞綜合症」，也就是我們常說的「亞健康狀態」。

由於每個人的情況不同，所以，它的表現也很不相同，有些報導甚至可以羅列出近百種亞健康的表現。

例如，從視力、聽力、肢體靈活性協調性的下降，到消化、泌尿生殖功能的反常，消瘦或肥胖，以至睡眠、精神和心態的變化等等，真可謂包羅萬象，但往往又都是一些主觀感覺的異常，所以常常被忽略。

筆者認為，只要出現自我感覺異常，暫時又不符合任何疾病診斷標準的情況，權且都可以列入「亞健康」的範疇，而加以認真對待。

② 亞健康牛市，人數一路飆升

對「亞健康」的調查，大多是透過問卷的方式進行。據媒體介紹，日本公共衛生研究所對數以千計員工調查發現，有百分之三十五的人正忍受著亞健康的折磨，而且至少已經長達半年。美國每年大約有六百萬人被懷疑處於亞健康狀態。國內也有這方面的報導，例如長沙對中年婦女所做的一次調查中發現，百分之六十的人處於亞健康狀態。

一九九八年，作者也曾經在北京和上海對三百七十二人進行調查顯示，亞健康的比例高達百分之七十二・七五。

俗話常說「燈下黑」，泛指當事者迷。許多人，甚至包括體育工作者在內，雖然存在極高比例的亞健康狀態，但卻茫然不知。媒體曾經不止一次地報導過有些自認為健康的人，卻突然猝死的事件。

其實，由病例的回顧分析發現，他們原先就已經處於亞健康狀態，只可惜沒有引起足夠的重視與及時調理，而發展為潛在的病變，在不利的條件下，如過度疲勞、嚴寒、饑餓、酗酒或情緒突變時，會誘發心血管等疾病的急性發作，進而對健康乃至生命造成威脅。

前不久，就發生了一件令人十分痛心和惋惜的事情：運動醫學研究所一位資深的放射科大夫，在出差期間突發心臟病而英年早逝，享年僅僅五十歲！追憶他的過去，平時參加健身活動較少，體形開始發胖，但並沒有心臟病史，只是有時略感胸悶，未查出過什麼明顯的問題，所以也就沒有在意，以至於因為勞累引發心肌梗死，猝不及防，發生了不幸。

據媒體介紹，從一九九五～一九九九年間，中國科學院所屬的七個研究所和北京大學的專家、教授共一百三十四人謝世，平均年齡僅僅五十三・三歲。國家體改委公布的一個專項調查結果表明，我國在重要工作崗位上的知識分子平均壽命僅五十八歲，比全國人均壽命低十歲左右。

而據世界衛生組織統計，處於亞健康狀態的人口在許多國家和地區目前均呈上升趨勢。所以，國內外許多專家認為：

亞健康將是二十一世紀人類健康的頭號大敵。

決不是杞人憂天，作為運動醫學工作者，我們感到極有必要大聲疾呼：應當充分地重視亞健康、積極地改變亞健康狀態，要防範於「未病」。

3 搜尋亞健康的蛛絲馬跡

亞健康狀態大多數難以檢查到客觀指標，因此，它既不被個人重視，也不被醫生所重視，但它的進一步發展，就會導致疾病，對大眾的健康存在著潛在的威脅。搜尋亞健康的蛛絲馬跡，及時發現它的客觀指標就顯得十分重要。考慮到亞健康是疾病的前奏，它必然與人們的常見病、多發病存在著密切的聯繫。

按照這種思路，作者從心血管功能普查入手，終於發現了診斷亞健康的蛛絲馬跡。鑒於心血管系統疾病仍然是國內外發病率和死亡率最高的疾病，和其他臟器疾病進程一樣，在心血管疾病的發展過程中，也必然經歷從功能性變化到器質性變化的過程。在已經開展的大眾心血管功能普查中發現，心血管功能減弱的占有率的確很高，這些變化介乎於健康與疾病之間，對健康形成潛在的危害。

另外，作者還注意到，形體的變化，尤其是肥胖，直觀地反映了體內脂肪的過剩，進而會因高血脂造成心血管疾病。在普查中，肥胖的發生率也相當高。

近兩年，由中國體育科學學會、國家體育總局運動醫學研究所、深圳體育局、上海體育學院及新疆體育局聯合組成的課題組，分別在北京、上海和深圳三市，對包括機關、企事業單位、學校、工廠、社區和交警等不同的人群進行了有關亞健康的普查，年齡從十八～七十歲，共三千二百人。

透過心血管功能與形體檢測及問卷，發現在自我沒有認知患有心血管疾病和其他慢性病的二千四百二十五人當中，檢測出存在心肌泵力減弱的人數為一千三百七十九人，約占百分之五十七、而體脂率超過正常標準、可以判定為肥胖的竟高達百分之六十二，血管外周阻力和血液黏度增高、微循環減慢的比例也很高，分別占到百分之五十二、百分之三十九和百分之四十二，血壓高而本人不知曉的，約占百分之四（見下圖）。在對這部分人的詢問中，他們大多存在某種不適，與通常進行亞健康的問卷十分吻合。

因此，心血管功能及形體指標的檢測結果，可以作為診斷亞健康的最常見而敏感的客觀指

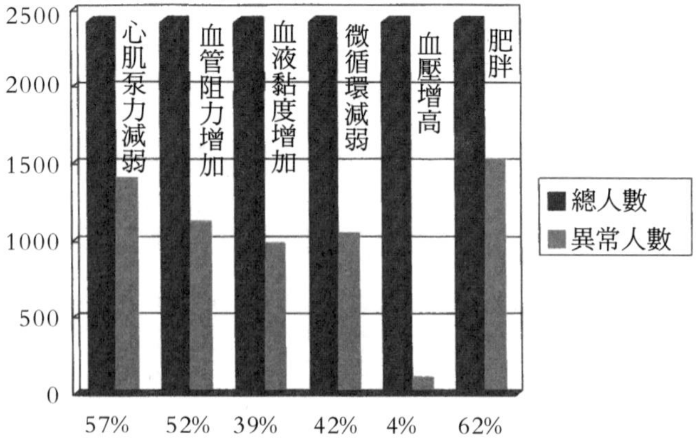

三城市自覺健康人群的調查結果

標。在問診中還發現，這一部分人沒有經常運動的習慣，或對科學運動的知識了解不多，參加運動比較隨意和盲目。

相反，健康狀態較好的另一部分人，卻有經常運動的習慣，對科學運動的知識了解較多，參加運動的目的性也較強。普查結果反映了亞健康可以早期診斷，科學健身可以改變亞健康狀態。

目前，我們所進行的科學健身測評和提供咨詢服務的重點依據，也就暫時定位在心血管功能及形體檢測這兩個方面，由於它們在亞健康狀態中出現的幾率最高，只要及時發現，並給以適當的措施，對預防疾病的發生，確具有積極的意義。

當然，今後還有許多課題需要進行更深和更廣的探索，例如，微量元素檢測和微量血液化驗技術的應用等等，以便更能凸顯亞健康的全貌，促進科學健身測評和咨詢服務更加完善。

另外，作者在普查中還發現，不少已經患有某些慢性病的人，往往還合併其他的一些亞健康狀態，和已患疾病並沒有必然的聯繫，而是與生活方式關係更加密切，而安排的科學健身，往往會對兩者均起到良好的調理作用。

所以，在本書第五章裡將會專門對一些常見慢性病人群的科學健身方法做詳細介紹，希望對他們的早日康復能有所啟發。

④怎樣和亞健康說「拜拜」

但是，亞健康畢竟還不是病，因此，並沒有專門針對亞健康的藥物。世界各國醫學家對亞健康進行了大量的研究，比較一致的觀點是：改變亞健康的確需要一定的介入手段，但並不是藥物，改變亞健康的最積極的辦法是科學健身。

當然，這裡所指的科學健身，首先要樹立科學健身理念，養成包含科學運動在內的理性生活方式（具體內容將在後面的章節裡介紹），只有這樣才能有效地以健康的體魄、高質量的生活方式，享受新生活。

編寫本手冊的目的就是能為大家提供一點告別亞健康的借鑒、科學健身的知識和技巧，熱切地期待著，它能夠鼓動科學健身切切實實地從我們每個人做起，大家都能投身到全民健身的浪潮中去，採用科學健身的方法，增強體質，健康每一天，愉快每一天，生活就必然會更加美好。

第二章　科學健身理念

1 四管齊下，擁抱健康

科學健身應該被看作是一個「動、養、調、理」四管齊下的綜合過程。在這裡，「動」指科學運動，「養」即合理的營養，「調」是採用特殊的保健調治方法，而「理」是指理性的生活方式。這四個方面缺一不可，需要同時並舉。

其實就是在衣、食、住、行和心理思維等諸多方面，都要講究科學，才能獲得真正意義上的健康，而其中講究科學運動尤其重要，這將在下一章裡作詳細介紹。

2 運動構築強身抗病的長城

中國醫學所說的「扶正祛邪」就是提高體能，免除疾病，而「扶正」的最好辦法既不是靠吃補品，更不是靠吃藥，而是靠適當的運動。運動醫學的研究也證明，適當的運動可以透過神經——內分泌的途徑，對各個臟器及免疫功能進行調控，促使機體各個系統功能的提高，體質得到增強。

在免疫系統方面，可以同時影響到體液免疫、細胞免疫與非特異性免疫功能的變化，具體表現在白細胞數、粒細胞數、單核細胞數、淋巴細胞及NK細胞數、輔助性T細胞數量、輔助—抑制性T細胞比率、淋巴細胞對抗原刺激的增殖反應及機體免疫球蛋白的含量增高，抵抗力得以明顯提高。

特別是我國經歷了非典型性肺炎的洗禮，更多的人積極地參與到健身活動中來，全民健身更加深入人心，這是十分可喜的。

但是，為了實現參與和效果的統一，真正使大眾從體育運動中收穫到長久之利，確有必要提醒大家：要注重健身的科學性，養成良好的生活習慣和科學的運動方法，才能夠真正維護健康。

因為研究還證明了：過量的運動，反而會導致免疫功能的抑制，增加上呼吸道等疾病的感染率，進而造成心血管功能的損傷以及其他內臟系統功能的紊亂，甚至有可能誘發一些潛在疾病的危險。所以，在參加健身活動時，應該減少盲目性、隨意性，增強科學性，才能最終達到構築強身抗病長城，以增強體質和抵抗力的目的。

3 科學健身好比找對象

每個人的體質不同，需要選用的健身計畫應該也是不同的，就好比找對象一樣，不能亂來，應選擇適合自己的方法，需要共性與個性兼顧。

一般原則就是因人而異，例如：在參加運動時，不同的人群可以選用不同的運動方法，不同的運動量和不同的運動強度；不同的人群也可以選用相同的運動方法，但是，運動量和運動強度不一定相同等，否則，非但不一定取得健身的效果，有時還可能出現對身體的損傷。

在制定營養原則時，不同的人群有不同的營養要求及平衡膳食標準。尤其是採用一些特殊的保健調治方法，更要有針對性。而理性生活方式的養成，更是要根據每個人的閱歷、愛好與條件，逐漸形成。

具體內容會在本書第四～第五章裡作介紹。

第三章　科學健身「四字經」

我國將「全民健身」作為一項國策，越來越多的人已經認識到它的重要性，並積極地參與。為了使廣大群眾更多地了解科學健身的知識，從積極參與中更加有效地提高健康水平，收穫「功在當代，利在千秋」的碩果，書中特別整理了一些行之有效的健身方法，它也包含了筆者多年的切身體驗，從便於理解和記憶著想，編寫成「四字經」，希望對大家能有所幫助。

1 晨起即練，整天精神

關注健康，關愛生命。科學健身，從我做起。
晨起飲水，二便排空。冷水洗臉，含漱浸鼻。
穿戴適宜，開始運動。由慢到快，由快轉慢。
汗出擦乾，風口莫停。整理放鬆，整天精神。

註釋

早晨起床後，即飲用涼白開水，大約三千 cc，幫助加快體內代謝產物排泄、整腸和降低血液黏度，也有利於預防心血管疾病的晨間突發威脅（患有腎病、水腫等病的人除外）。排空大、小便。然後用涼水洗臉並用手將水撥向鼻腔內，大約三十次，再用涼水含漱於口腔內數次，以增強上呼吸道對寒冷的適應性及抗感冒能力，從夏天開始堅持，就會逐漸適應。洗漱完畢，根據氣候變化，穿好適宜運動的服裝及運動鞋，開始晨練。

運動中，要循序漸進，從熱身開始，強度要逐漸加大，再逐漸減小。運動結束後，將汗擦乾，不要貪圖涼快而迎風吹，以免受風寒。還應該做一些放鬆整理運動，使機體能夠較快地得到恢復而過渡到平靜狀態，人就會感到特別精神。

值得一提的是，關於「晨練好不好，何時晨練好」？有些研究認為：早上太陽未出來之前，在樹木茂密的地方氧分壓低，光合作用較弱，二氧化碳濃度相對較高，空氣中污染物濃度也較大，加上機體血液黏度較高，尤其在冬季天氣寒冷，交感神經興奮性會增高，因此，對於患有心血管系統疾病的人，可能會造成威脅，甚至引起病情突然加劇，乃至猝死。

他們將早上九點前的這種威脅，稱為「晨浪」，因此，主張「不宜晨練」或早上九點鐘後才適宜晨練。

筆者認為：理論上，這種觀點是很有道理的，但實際情況是絕大多數人都習慣於晨練，而且也從晨練中切實感受到健康水準明顯提高。如果簡單地下結論，說九點鐘前不宜晨練，除了將晨練中本來已經少得可憐的上班族排斥在外，還會使非常多的中老年人無所適從。

其實，人體的適應能力是很強的，只要思想上重視了，針對晨練中的不利因素，做到「有備而來」，按照上面註釋中提到有關晨練的要點去做，不但應該是安全的，而且對機體的適應能力也是一種鍛鍊。古人云：「聞雞起舞」「冬練三九，夏練三伏」，也是鍛鍊機體適應能力的意思。再說，我們也期待著天天都能在優質的大氣環境中晨練，但可能需要等待許多年。顯然，不能因為等待環境改善而放棄晨練。權衡利弊，當然還是晨練好處多。

不過，對已經確診患有心血管系統疾病的人，倒也應當格外小心，盡量等太陽出來，氣溫回升，污染物飄散，身體內神經調節也相對穩定後，再去運動更加安全。如果大家條件許可，也有興趣，不妨改晨練為暮練，也是一種很好的選擇。總之，應該因人而異，因時而異，因條件而異，既要了解一些新的科研成果，又要靈活處之。

❷ 一四一一，運動要領

一個基礎，四個適合；一個靶心，一個根本。

註　釋

科學的運動方法或計畫，就是通常所說的運動處方，雖然因人而異，千變萬化，但是，它的核心可以概括為「一四一一運動要領」，即「一個基礎，四個適合，一個靶心，一個根本」。

(1)一個基礎

有氧運動，是其基礎。心肺功能，賴以增強。
消除疲勞，賴其加速。重在參與，少做競技。
有益健康，人人適宜。中老年人，尤要注意。

註　釋

第一個「一」，指「一個基礎」，即有氧運動。什麼是有氧運動呢？簡單地說，它是機體在運動時能量代謝的一種形式，即在整個能量代謝過程中，氧的供給充分，能源物質——糖的三羧酸循環分解過程順利而徹底，體內不負氧債，沒有乳酸的堆積。能夠產生這樣一種能量代謝形式的運動，都可以稱為有氧運動。

研究證明，有氧運動能夠明顯提高心肺功能，對機體的健康最有益。所以，科學健身的精髓就是按照有氧運動的方法進行體育鍛鍊。尤其是中老年人參加運動時，一定要以有氧運動為主。心臟作為機體的泵，推動血液沿著血管循環灌注全身，肺臟進行氣體交換，吐故納新，都是人體生命活動不可缺少的基本保證。

而有氧代謝正是使心血管及肺功能得到鍛鍊和提高的主要途徑，它是健康的基礎、運動的基礎，也是提高自身恢復能力和調節免疫功能的基礎。因此，無論個人興趣如何，都應該選擇一～二項有氧運動作為健身的基礎，再選擇一些其他自己感興趣的運動，相互結合或交替進行，讓興趣與理性有機地結合起來，必然會收穫更大的健康效益。

(2)四個適合

方式數量，時間環境。四個適合，影響效果。
方式適合、周而復始。走步跑步，最能持久。
騎車跳繩，游泳划船。登山爬樓，秧歌扭扭。
空竹毽子，太極拳劍。健身操練，翩翩起舞。
數量適合，不要貪多。異樣感覺，切莫放過。

勿過勞累，勿要懶惰。循序漸進，持之以恆。
時間適合，環境適合。雲開霧散，走進自然。
樓群綠地，花樹叢中，江河湖濱，怡然溫馨。
風雨雪天，走上陽臺。練功做操，安全有益。

註釋

「四」，指「四個適合」，即適合的運動方式、適合的運動量、適合的時間和適合的環境。

適合的運動方式，大家可以記住「周而復始，有益心身」這句話，周而復始在這裡就是指周期性運動項目，如走步、跑步、騎車、跳繩、游泳、划船、登山、爬樓梯、扭秧歌、抖空竹、踢毽子、太極拳（劍）、健身操、舞蹈及部分器械練習等。

其中尤以走步和跑步最簡單而最容易堅持，中老年人選擇走步最好，年輕人則以跑步為主。當然，也可以根據個人條件，交替選擇上面提到的各種運動，不一定只是固定一種。

還值得一提的是，上述各種有氧運動除了能夠明顯增強機體心肺功能外，對身體素質的全面提高，例如力量、速度、柔韌性、協調性和靈活性等，也有很好的幫助。

當然，還可以針對增強不同素質的需要，增加一些專門的運動手段，這將在第四章「常用的運動方法」中再作具體介紹。

適合的運動量，可以用「異樣感覺，切莫放過」來概括，強調運動量的尺度。大家知道，競技運動必須超負荷，盡全力，甚至要忍受缺氧狀態的折磨，去爭取好成績。而大眾健身運動卻不然，一定要量力而行，以自身不出現痛苦的感覺為界限，這一點對中老年人尤其重要。

在運動中，只要出現不舒服的異常感覺，就要減少運動量或先停下來，弄明白原因後，再運動，千萬不要輕易放過，盲目地堅持運動，以防發生不測。

適合的時間和適合的環境，可概況為「雲開霧散，走進自然」。正如前面所說，每個人外出運動的具體時間，還可以根據季節、氣候、身體反應及作息習慣而靈活安排，並不強求一致。無論清晨、上午、下午、黃昏或晚上均可，但只要氣候條件允許，最好走出家門，走進大自然，到綠樹叢中，到江河湖海之濱或樓宇間的空地等自然環境中運動，既可充分地享受大自然的溫馨，又更加有利於身心健康。

如果選擇晨練，只要時間允許，不趕著上班，還是等天亮了或太陽出來了，氣溫升高後，雲開霧散，污染物也飄散了，再開始運動更好一些。

另外，每次的運動時間，第一天可以從十分鐘開始，以後按照五~十分鐘的遞增量，循序漸進地達到1個小時為佳。隔天或每天運動一次，每週不少於三次，避免「三天打魚，兩天曬網」，才能使運動效果得到較好的鞏固和提高。

(3)一個靶心

一個靶心，有氧心率。年齡體質，各有差異。
心率目標，彼此不一。運動過程，學數心率。
運動強度，隨時調整。舒適爲度，游刃有餘。
動作舒展，注意呼吸。快慢適宜，效果積極。

註釋

另一個「一」，指「一個靶心」，就是運動醫學中常說的靶心率，也就是運動時需要達到的目標心率。有氧運動嚴格的界定需要由血液生化檢測的指標，如血乳酸的水平來判斷，但實踐中，最簡單的界定方法就是由了解運動中的心率來判斷。

運動醫學的研究表明，有氧運動的心率有一個特定的範圍，在運動中，必須使心率處於某種強度的有氧心率範疇之內，而且還需要持續一定的時間，才能獲得鍛鍊心肺功能與全面增強體質的理想效果。所以，每個人都應該學會在運動中數數自己的心率，並用來客觀地判斷運動量是否符合有氧運動的要求。

當然，日常生活中的各項活動，例如走路、做家務、讀書聊天、下棋打牌等休閑的活動都是有氧運動，但這和我們所指的健身運動中的有氧運動存在著量的不同，它們只是廣義上的有氧運動，由於運動的強度不足，機體還不能對其產生能夠改變神經——內分泌——內臟系統調節的各種應激效應，因此健身效果不明顯。而只有當運動中的心率持續達到規定強度的有氧心率時，這種有氧運動，才會產生明顯的健身效果。

不同的人群，其有氧心率差別很大，為了安全和簡便起見，可以概括成以下一些標準：

對老年人而言，靶心率大致控制在一七〇－年齡。如七十歲的老人，他的有氧心率一般控制在一七〇－七〇＝一〇〇（次／分鐘）。

對老年且體弱者，則選擇（一七〇－年齡）×〇·九更安全。

身體健康的中、青、少年人群，則可以根據自己的體力及耐受程度，將有氧運動的靶心率控制在一二〇～一六〇次／分鐘為宜，即使運動量增加時，也不宜超過一七〇～一八〇次／分鐘，因為超過這個界限，就達到了無氧運動的強度，對非專業運動員一般是不適宜的。

如果能夠去做健身測評，或進行運動試驗，得到更有針對性的個人有氧運動靶心率數據，則更安全有效。需要補充說明的是，僅僅從全民健身的角度而不是從競技體育的角度來看，應該說絕大多數體育運動項目，只要選擇好它的節奏，調整好它的運動量，都可以讓機體處於一種有氧代謝的形式中，達到有氧運動的目的。

但由於有些運動的不規律性，決定了機體在運動中的心率難以相對穩定在靶心率的範圍，因此，健身效果也就受到影響。所以，有氧運動項目的選擇，還是以上面所推薦的周期性運動項目為主比較好。

(4)一個根本

一個根本，健康水準。健身成效，惟此權衡。
自我感覺，客觀驗證。大衆健身，測評先行。
科學護航，落實到人。爲你服務，爲你咨詢。

註　釋

最後一個「一」，指「一個根本」，即以健康水準是否提高來衡量科學健身的成效，才是最根本的目的。除了自我感覺外，最好還要用一些客觀的指標來驗證。近來，作者與楊益民先生合作研製成功的健身測評軟體，融測評、指導、驗證為一體，目前正在推廣應用中，希望能夠更廣泛地為全民健身服務。

❸合理膳食，天年增輝

主食要夠，粗細搭配。肉魚蛋禽，別忘豆類。
蔬菜水果，確保其位。奶品一杯，保健逞威。
烹飪用油，只是點綴。低鹽限酒，天年增輝。

註　釋

為了給機體奠定良好的物質基礎，或改變原有的不良飲食習慣，以利於提高健身效果，在科學運動的同時，還要注重合理膳食，這也是科學健身的一個不可缺少的重要環節。它的原則是：攝入飲食數量滿足消耗所需，以維持適宜的體重和體脂率為度；攝入飲食質量要保持各種營養素的配比，能促進長期健康，其核心是遵循平衡膳食的原則。

大家知道，人體攝入的基本營養素，包含蛋白、脂肪、糖、水、電解質、維生素、微量元素和纖維素共八大類，大致由五大類食品提供，即主食、肉魚蛋禽豆製品、水果蔬菜、奶製品及油脂類。為了簡化，我們概括出了以上的六句話供大家參考。

「主食要夠，粗細搭配」。指要有適當比例的粗糧，既保證了熱量供應，又補充了機體所需要的B族維生素及微量元素。需要控制體重的人，增加粗糧比例，既可以吃飽，又減少了過多的熱量攝入。現在有一些人，尤其是女性，認為吃主食會長胖，所以主食吃得很少，這是片面的。

主食是我們身體能量物質的主要來源，如果不足，所攝入的蛋白質就會被當成能量物質消耗，既造成了浪費，又由於蛋白質過度分解增加了血氨濃度，從而加重了肝、腎的負擔，對健康不利。

「肉魚蛋禽，別忘豆類」。肉、魚、蛋、禽是飲食中蛋白質的主要來源，大家都喜愛。但豆製品除了提供蛋白質外，還包括豐富的鈣等微量無素。

另外，還有許多有利於降低膽固醇及改善機體代謝功能的活性物質，如不飽和脂肪酸、異黃酮等，是肉類食品所不能替代的，為了健康，不要忘記經常吃豆類食品，與動物蛋白互為補充。

「蔬菜水果，確保其位」。蔬菜、水果是提供維生素C、纖維素和微量元素的重要食物，因此，要確保它們的攝入量，最好每人每天攝入五百克以上的蔬菜和二百五十克以上的水果。在烹飪蔬菜時，只要符合衛生條件，盡量生吃，以保證它們所含的營養成分不被破壞。

「奶品一杯，保健逞威」。奶及奶製品，是為機體進一步提供優質蛋白、鈣及其他微量元素的重要食品。許多資料都曾經說過「一杯奶工程」曾經提高了整個日本國民的健康水準。如果每天服用一杯奶，對機體體質的提高肯定具有積極的意義。

「烹飪用油，只是點綴」。因為大家基本上已經遠離肥肉，所以，油脂類食品實際上主要指烹飪用油，它也是不可缺少的主要營養素之一。但由於我國人民的烹飪習慣，在炒菜時放油都很多，所以，大多數人並不缺乏油脂類，反而常常超過標準，引起膳食中脂肪過多，對身體健康不利。因此，提倡炒菜時少放油，只是為了改善口味而進行點綴罷了。

「低鹽限酒，天年增輝」。每個人的口味不同，有「口重」和「口輕」的不同習慣，做菜時放食鹽量也就有多有少，但從有利於健康著想，應該養成吃得淡一些的習慣。因為吃食鹽過多，會使體內鈉離子增加而鉀離子不足，增高了血管硬化與高血壓的發生率。當然，在體力勞動、運動後，為了補充大量出汗而丟失的無機鹽，可以吃得稍微鹹一點。

另外，在進餐時，不少人往往需要以酒為伴，因此，有必要在合理膳食的要求中，加上一句提醒：不飲或少飲烈性酒。但近來有不少的研究證明，適量地飲一點葡萄酒或啤酒，有利於健康。

合理膳食的其他一些要點還包括：

①總熱卡的需求量因人而異，中年以後，隨著年齡的增長逐漸減少，一般為四〇～五〇千卡／Kg體重／天。

②三大熱能物質蛋白、脂肪、糖的比例應適當，一般人大約為百分之十五：百分之二十五：百分之六十。

③烹調方式要講究新鮮、多樣、色香味好、濃縮或體積小、易於消化吸收，不含對身體有害的物質或添加劑。

④進餐時間，要考慮生理特點及個人習慣，最好定時、定量。至於進餐數量，早、中、晚餐的比例，最好為百分之三十：百分之四十：百分之三十。我們周圍有許多人早餐不吃，中餐湊合，晚餐猛吃的習慣不好，既不利於機體在白天的主要活動期間對能量的需求，又較容易因為晚餐的過量，熱能物質的堆積而引起肥胖。

⑤還應該注意不可暴飲暴食、偏食或盲目節食。

建議大家養成定期同步測量體重和體脂率的習慣，如果體重和體脂率在正常範圍保持相對穩定，基本上反映你攝入的食品中，熱能物質的數量是合理的。

另外，多次營養調查中，發現的問題有如下共同點：偏食，肉食過多，主食及蔬菜少，水果不足，奶及豆製品攝入少，飲酒過多，缺少科學配餐的知識。這些對我們的健康都是不利的，我們是否可以從中得到一些有益的啟發呢？

❹理性生活，四個合一

動靜合一，相互促進。該動則動，該靜則靜。

身心合一，更加有益。身動心靜，協調漸進。

爲人大度，豁達處事。知足常樂，常開笑口。

習慣嗜好，理性合一。作息規律，張弛有度。

科學運動，膳食平衡。戒煙限酒，恆心下定。

天地人文，全面合一。人與自然，相處和諧。

人與人間，互助友愛。綜合素養，不斷增進。

花鳥魚木，棋琴書畫。垂釣旅遊，回歸天宇。

註釋

真正實現科學健身目的及鞏固科學健身效果，還必須建立起平和的心態與理性的生活方式，這些對強身健體、抵抗疾病不僅具有現實意義，更有深遠的影響。而現代健康的概念，也涵蓋了身體健康、心理健康和理性的生活方式等諸多因素。所以，理性生活的四合一，即「動靜合一，身心合一，習慣嗜好與理性合一，天地人文，全面合一」必將能給你帶來一個健康、幸福而多彩的人生，造就一個祥和的人文環境。

「動靜合一」。生命在於運動，還是生命在於靜止？這是個歷來引起爭論的問題，公說公有理，婆說婆有理，而且雙方都有許多精彩的實例。我們認為，應該將兩者有機地結合起來，該動則動，該靜則靜，動靜合一，互為補充，才更加有益。

「身心合一」。身動心靜，善於調節和保持樂觀的心態，為人大度，處事豁達，知足常樂，笑口常開，努力為自己也為他人造就一種輕鬆愉悅的氛圍，對防治心腦系統疾病和亞健康無疑也是十分重要而有效的。

「習慣嗜好與理性合一」。引發心血管疾病的六大主要危險因素是高血壓、高血脂、高血糖、緊張、吸煙和酗酒，大多與不良飲食習慣及少運動有一定的聯繫。因此，必須養成理性的生活習慣，包括：科學運動，平衡膳食，規律作息，張弛有度，隨遇而安，戒煙限酒。

「天地人文合一」。主要指逐漸養成人與自然的統一，愛護我們共同的家園，營造人與人之間友愛和諧的關係，刻意提高個人的綜合素養，培養對花鳥魚木、棋琴書畫、垂釣旅遊等的興趣，對增進大眾的身體和心理健康都會大有裨益。

5 經絡保健，益壽延年

分腿站立，挺胸收腹。甩甩踮踮，轉轉停停。
梳梳刮刮，磕磕碰碰。堵堵開開，拉拉扯扯。
掐掐揉揉，推推搓搓。彎彎壓壓，蹲蹲起起。
拍拍打打，晃晃抖抖。經絡保健，益壽延年。

註釋

作者習練經絡保健操，已經堅持了二十餘年。當時，是以拍打穴位招式為主，感覺效果蠻好。後來，又不斷添加了一些在民間廣為流傳的招式，如「甩手」「叩齒」「鳴天鼓」「貓洗臉」和「提耳」等。經絡保健操，可以根據每個人的運動習慣，靈活安排在不同的時間進行，但應避免在飲食後三十分鐘內去做。如果安排在早晨，最好先走步或慢跑，熱身後再進行經絡保健操更好。每次練習需要二十分鐘左右。

它的主要作用是疏通全身經脈，調節陰陽氣血的平衡，使精力充沛，達到氣血沖和，百病不生，扶正祛邪的效果。據筆者觀察，晨練中也有不少人在進行肢體拍打的練習，但大多數卻不太到位、不太規範，效果自然會大打折扣。如果他們稍微增加一點點穴位的知識，效果必然會大大增強。所以，感到有必要將習練了二十餘年的經絡保健操，也按照「四字經」的格式整理出來，並做詳細的講解和必要的插圖，供大家參考和習練。

(1)分腿站立，收腹挺胸

雙腳自然分開，與肩同寬，收腹挺胸，舌尖微頂上腭，面帶微笑狀（有利於面部肌肉處於鬆弛的狀態），雙手自然下垂（圖1）。

(2)甩甩踮踮

雙手自然從胸前沿體測向後盡量甩動，同

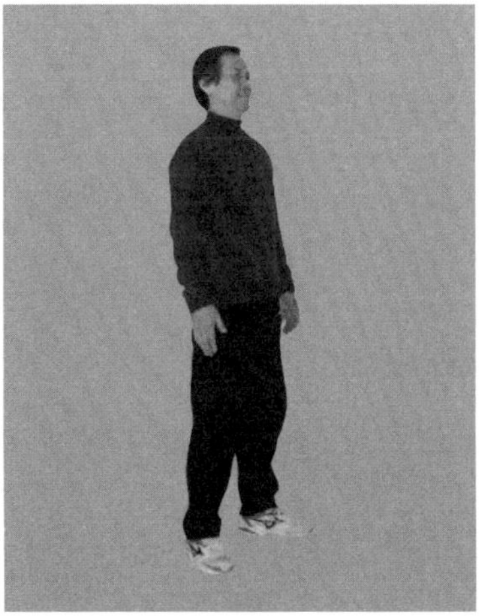

圖1

時雙腳踮起（提踵），五十～一百次。對改善微循環、增進平衡協調性及下肢肌力，有較好的效果（圖2、3）。

(3) 轉轉停停

首先指眼部運動：雙眼平視前方（看遠處的綠樹最好），然後頭不動，僅僅轉動雙眼，從左↓上↓右↓下↓左方向盡量轉動，正反方向各二圈，閉眼五秒鐘後，再轉動雙眼，正反方向各二圈，再閉眼五秒鐘後，睜大雙眼平視前方綠樹十秒鐘，可以起到明目的效果。

另外，「轉轉停停」還包括轉頸、轉肩、轉腰、轉胯及轉膝踝關節，對防治頸椎病、肩周炎、腰肌勞損及下肢關節病有很好的輔助作用。

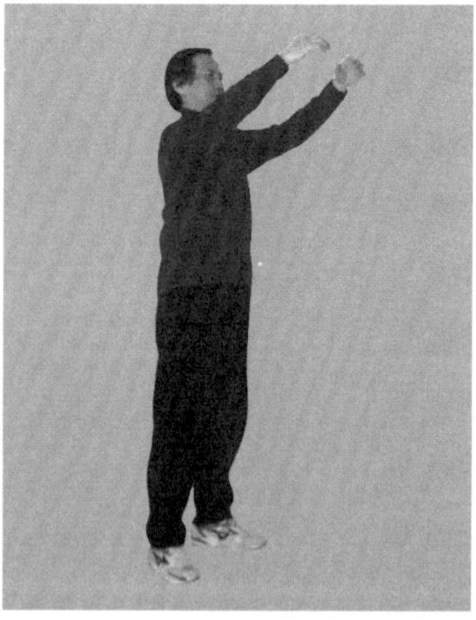

圖2

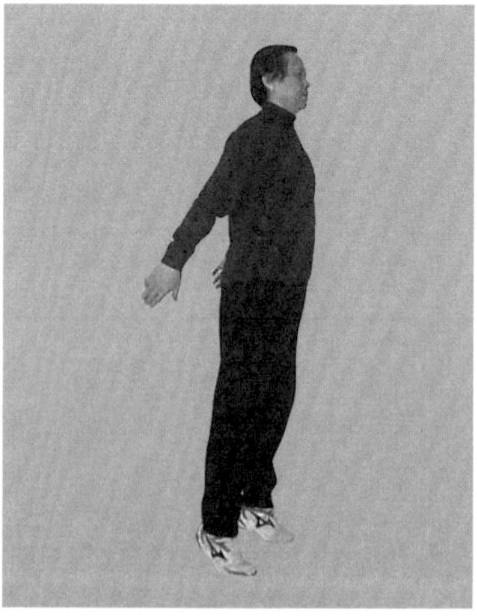

圖3

①**轉頸**

保持站立位，雙手自然下垂，分別以兩個不同方向慢慢轉動頸部，各十次，結束時，在後仰位靜止十秒鐘。

②**轉肩**

雙手掌緊貼大腿外側，在上下滑動的同時，從前向後轉動肩關節二十次，然後再從後向前轉動肩關節二十次，結束時，保持雙手不動，用力挺胸並向前探頭的姿勢十秒鐘（圖4、5）。

③**轉腰**

雙腿分開同肩寬，先後順時針或反時針方向轉動腰部，各二十次，結束時，保持腰部前挺的姿勢十秒鐘。

④**轉胯**

雙腿分開同肩寬，膝關節微微彎曲，先後順時針或反時針方向轉動胯部，各二十次，結束時，保持胯

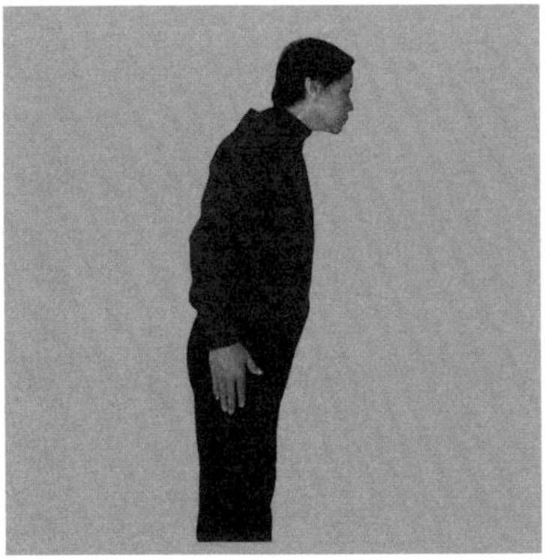

圖5

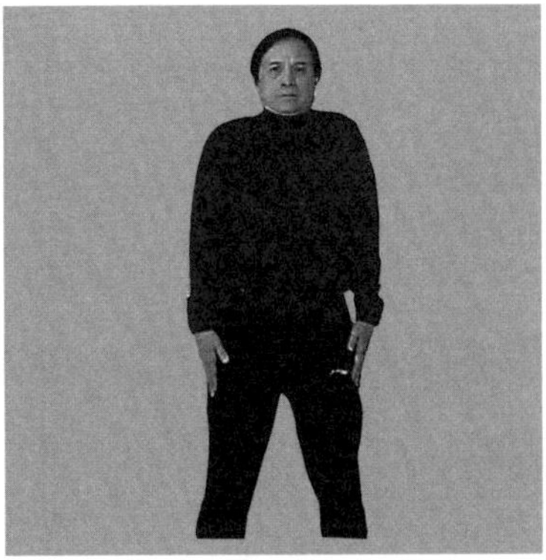

圖4

部前挺的姿勢十秒鐘。

⑤ **轉膝踝關節**

雙腿分開同肩寬，膝關節微微屈曲，兩掌輕輕按在兩側膝蓋上，先後同時向裡或向外方向轉動膝關節和踝關節，各二十次，結束時，保持膝關節伸直，雙掌稍用力後壓的姿勢十秒鐘。

(4) 梳梳刮刮

用雙手從前向後梳理頭髮一百次，梳理過程中，應指掌並用，連梳帶刮，有意經過印堂、上星、百會、風池穴，尤其是從頭頂往後下梳刮時，改用雙掌小魚際沿耳後，稍加力一直刮向頸根部，其中就包括了翳風、翳明等穴。可起到護髮、醒腦、明目的功效（圖6、7）。

(5) 磕磕碰碰

即叩齒。上下牙輕輕相叩，一百次。可護齒。

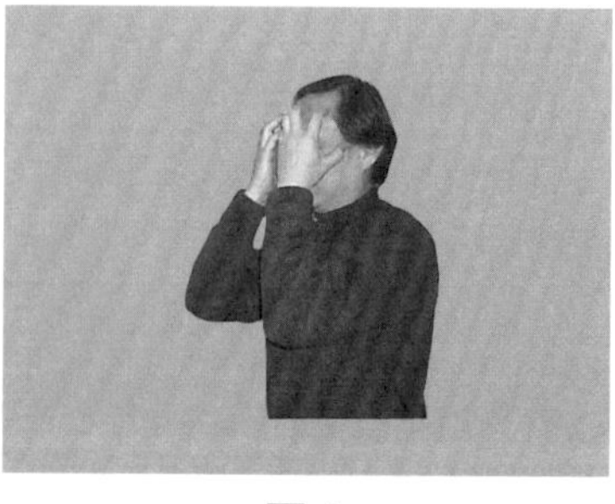

圖6

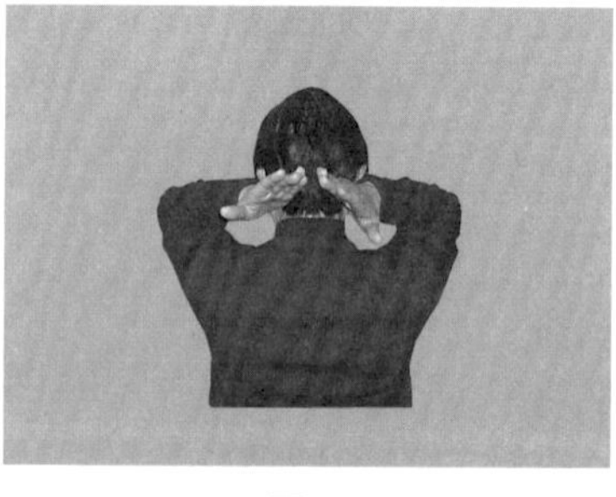

圖7

(6) 堵堵開開

雙掌心相向壓住雙耳廓，先搓壓十～二十次，然後交替進行按壓→鬆開的動作十次，最後一次按壓的時間稍長，然後快速將雙掌取開，這也就是俗話所說的「鳴天鼓」，能改善內耳的血液循環，對保持聽力有益。

(7) 拉拉扯扯

① 提耳

一側手臂經過頭頂，捏住對側耳朵，在充分搓捏對側耳朵後，上提耳廓，並立即放開，每側四十次。中國醫學認為耳朵上分布有全身各臟器的穴位，經常搓捏整個耳朵，可以改善機體的臟腑功能，常常提耳，則具有補腎、抗衰老的作用（圖8）。

② 拉扯頸部

頭向左轉，右手從右方放於頸後直至左下頜，用整個手掌將頸部捏緊，然後稍用力往回拉，頭同時慢慢向右轉動，

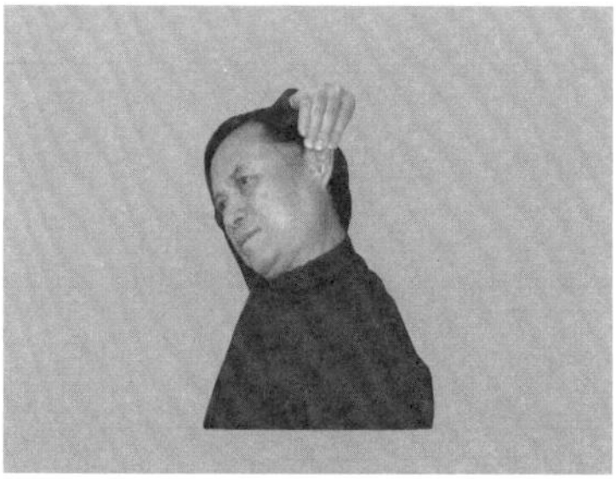

圖 8

連續二十次，換左手以相反方向再做二十次。能夠明顯改善頸部肌肉的血液循環，對部分頸椎病的防治有明顯的輔助效果（圖9、10）。

(8) 掐掐揉揉，推推搓搓

先將雙手食指到小指尖平置雙眉——太陽穴處，掐揉包括攢竹和太陽穴穴位二十次，然後用食指掐揉的手法向上沿額部→頂部→枕部逐漸推進，最後以雙拇指掐柔風池穴二十次（圖11）。

接著，雙手中指指腹用推搓的手法梳理面部，沿眉毛上緣向外推壓至太陽穴，重複五~十次；再按照印堂→髮際→眼圈→鼻翼兩側→口角→下頜角→耳前→再回到印堂的順序，推搓梳理面部皮膚，在推搓過程中，應有意經過迎香、地倉、頰車、下關等穴，對維護五官的功能、美容及增強上

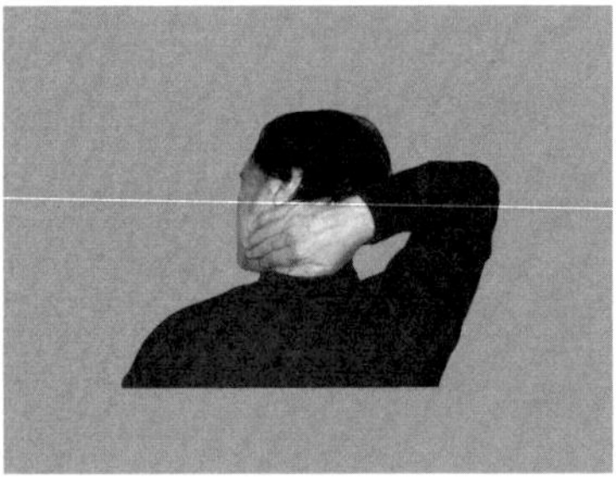

圖 9

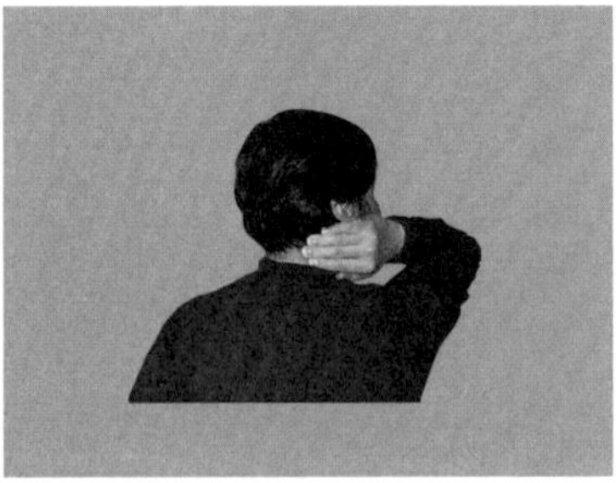

圖 10

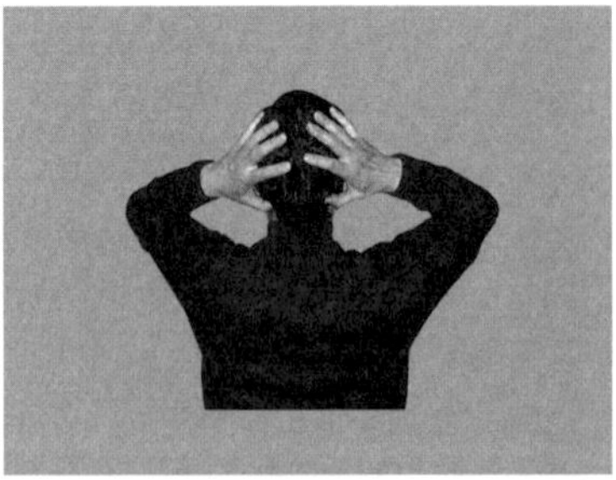

圖 11

呼吸道的抗病能力均有積極的作用。

(9) 彎彎壓壓

包括三組動作，可以增加肢體的柔軟性：

①雙臂舉過頭頂，雙掌按住對側肘關節，分別向左右側加壓，各二十次（圖12）。

②一側上臂屈曲，從前方向抱住頸部，盡量去摸同側耳朵。另側手掌按住這側肘關節外側，向體側加壓給予幫助，靜止十秒鐘（圖13）。

③向前彎腰，雙手掌盡量觸地，要使動作富有彈性，重複做二十次，最後一次靜止十秒鐘。

⑽ 蹲蹲起起

雙手抱頭，收腹挺胸，先做高位下蹲，膝關節彎曲至九十度，蹲↓起，重複十次；然後保持上述姿勢，做深蹲↓起，重複十~二十次。俗話說：人老先老腿，指衰老

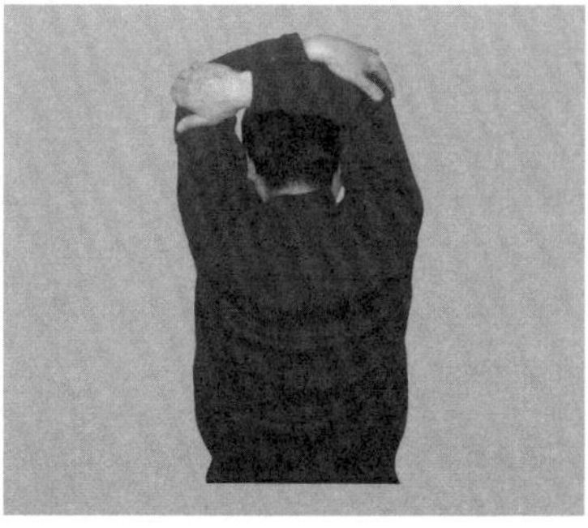

圖12

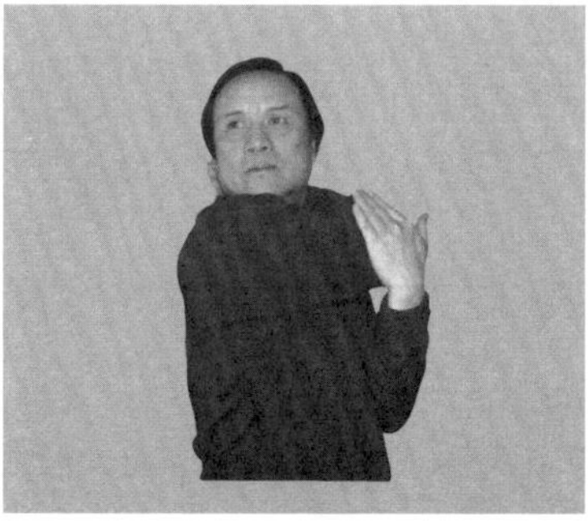

圖13

先從腿腳無力開始，蹲蹲起起的習練，可以保持和增強下肢的力量，提高全身的協調性和穩定性，還可以促進外周血液回流心臟，有利於機體氣血的通暢。

⑾拍拍打打

指對肢體主要穴位的拍打，由於用手掌、手背或用拳的不同部位拍打穴位，相互作用的結果，就刺激到了包括手、足三陰三陽等十二經脈和任脈、督脈的穴位。所以只要拍打得當，確實可以起到疏通全身經脈的效果。只是在拍打時，要儘可能拍準穴位，還應注意用腰身的自然扭轉去帶動雙手發力，而且要用爆發力，力度要使穴位部位產生酸疼感為佳。每部位各拍打二十次。

開始姿勢為兩掌張開成抱球狀（圖14），拍打順序如下：

①肩隅。左右交替，各拍打二十次（圖15）。

②肺腧。左右交替，各拍打二十次（圖16）。

③天宗。左右交替，各拍打二十次（圖17）。

④前氣海後命門。兩掌相對同時拍打二十次（圖18、19）。

⑤脊柱兩側上下來回拍打。兩掌半握拳，以手背左右拍打脊柱兩側部位。應注意特別要轉動腰身來帶動雙臂，拍打要有一定的速度和力度。從骶部開始，逐漸向上，

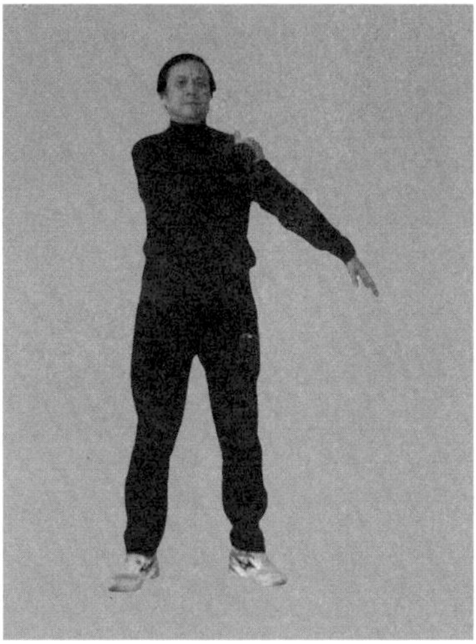

圖 15

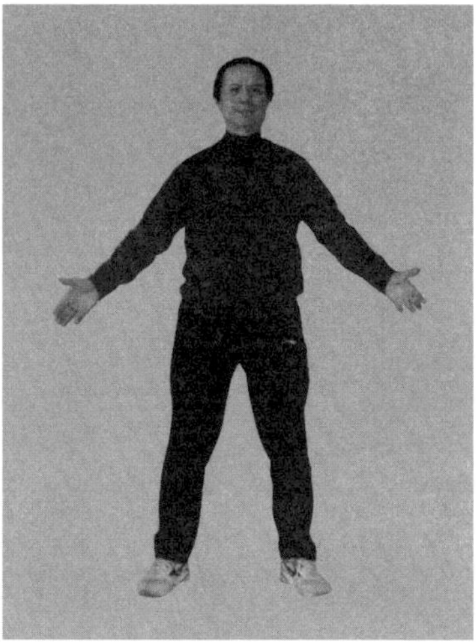

圖 14

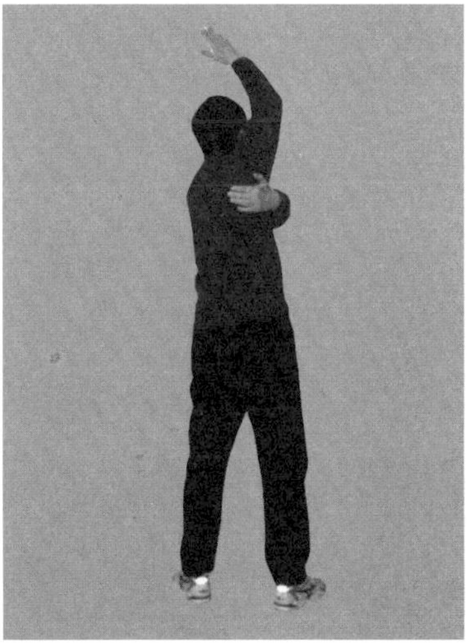

圖 17

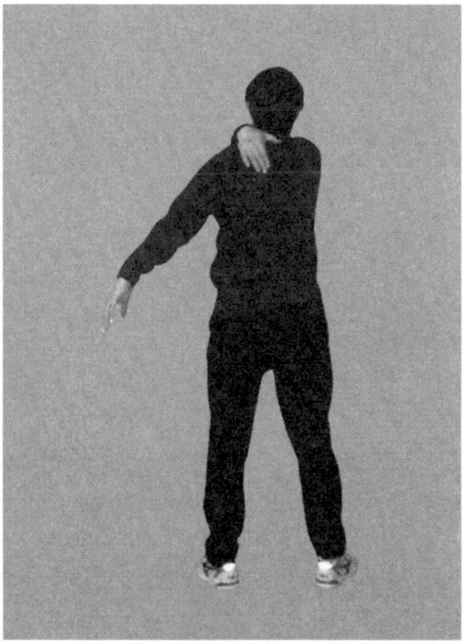

圖 16

至不能再向上為止，然後逐漸向下，拍打回到骶部。實際上是將足太陽膀胱經分布在脊柱兩側的所有臟腑的腧穴均拍打到，除了能夠調節各個臟腑功能外，對防治肩周炎、腰肌勞損及腰腿疼痛等也有很好的效果，所以，這一節動作在整個經絡保健操裡十分重要。拍打動作自下而上，再從上而下，共八次來回（圖20、21）。

⑥兩掌半握拳，以拳的掌側面，雙側先後同時拍打環跳、風市、足三里、懸鍾（圖22～25）；改用拳的小魚際部先後同時拍打三陰交、血海（圖26、27）；然後換成雙掌，先後同時拍打八髎、殷門、委中、承山（圖28～31）。每一對穴位均各拍打

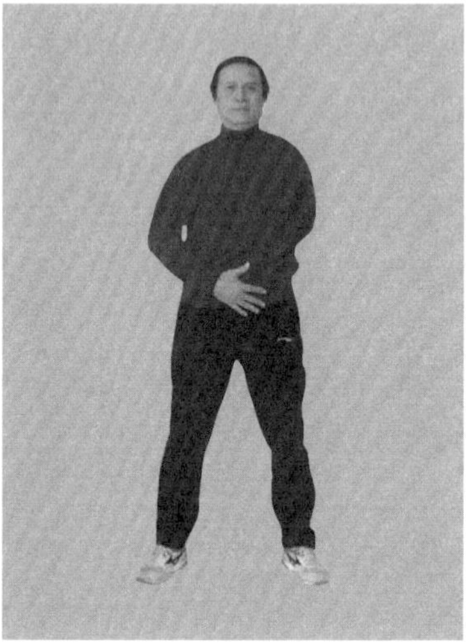

圖18

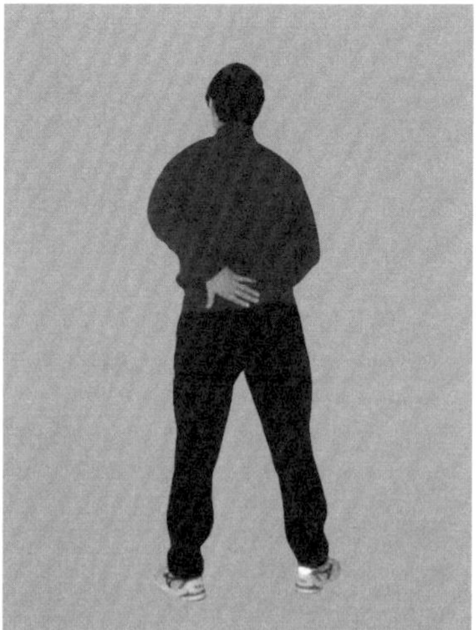

圖19

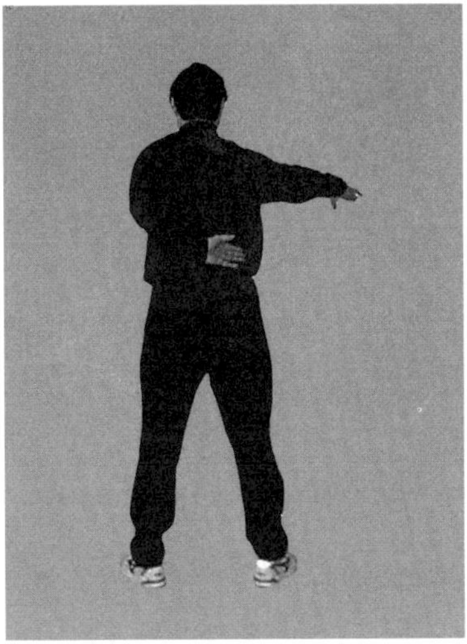

圖 21

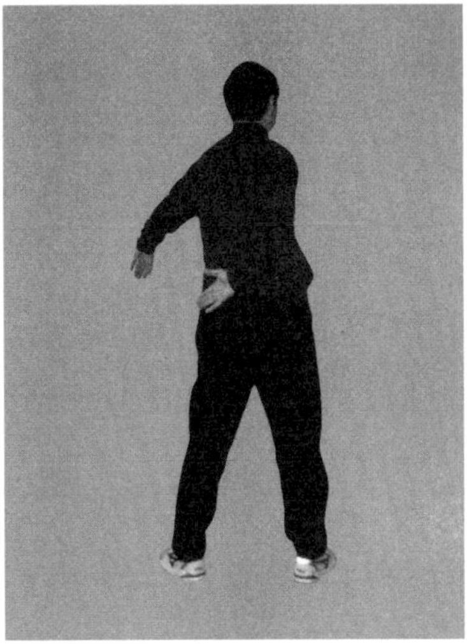

圖 20

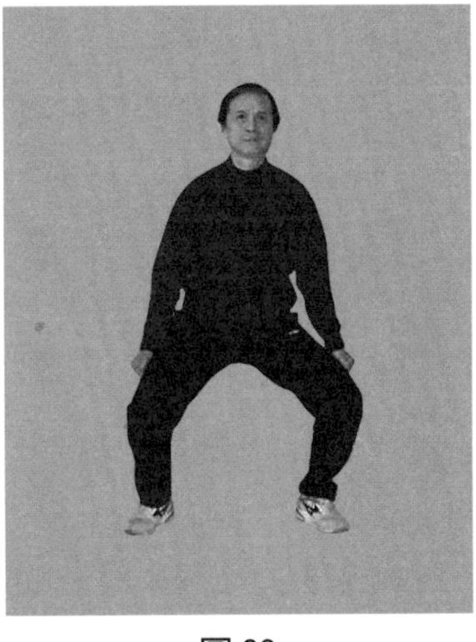

圖 23

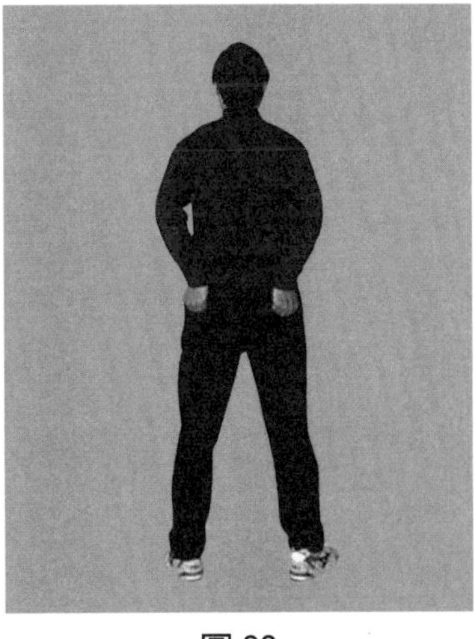

圖 22

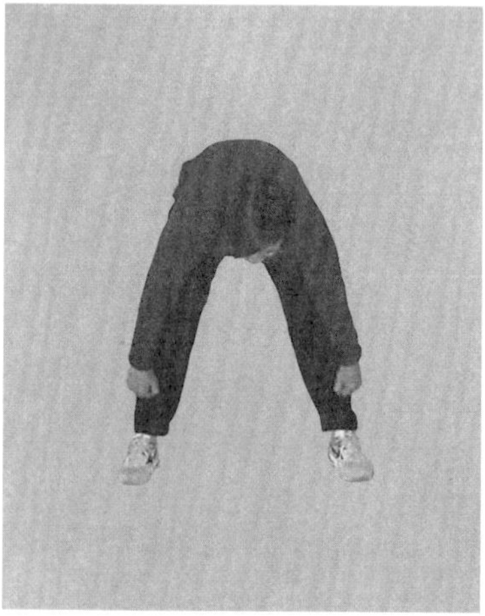

圖 25

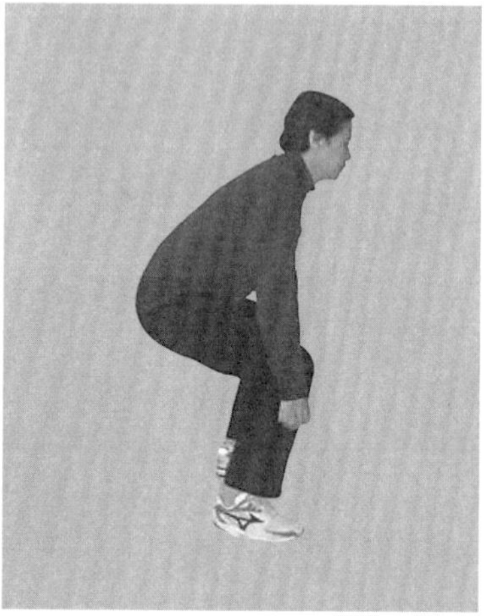

圖 24

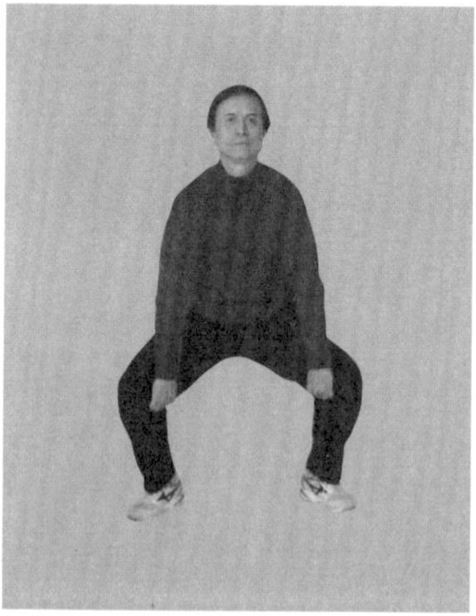

圖 27

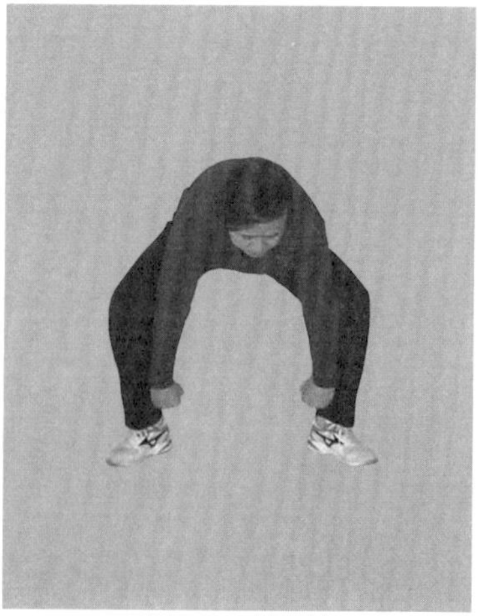

圖 26

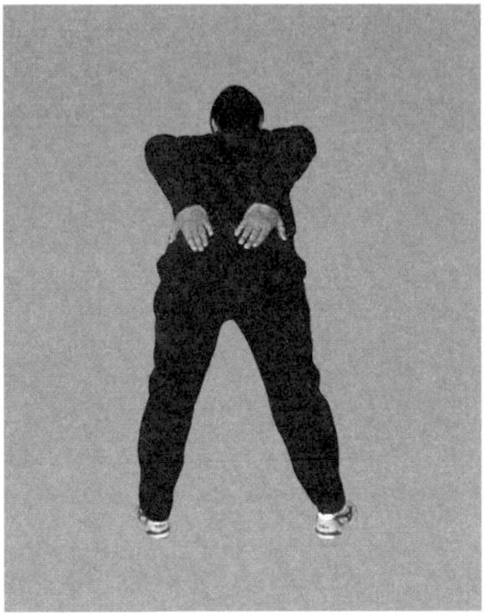

圖 28

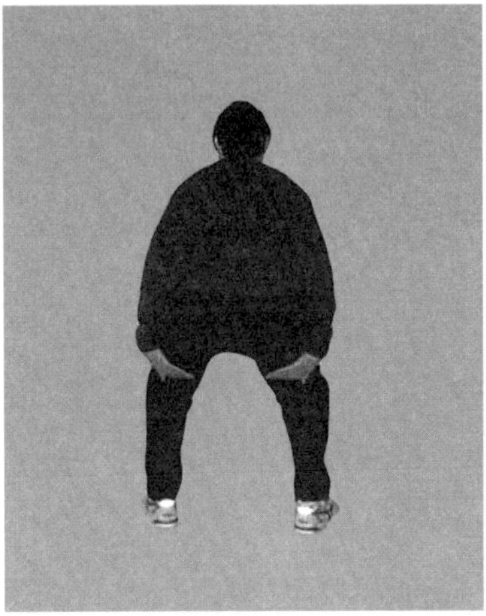

圖 29

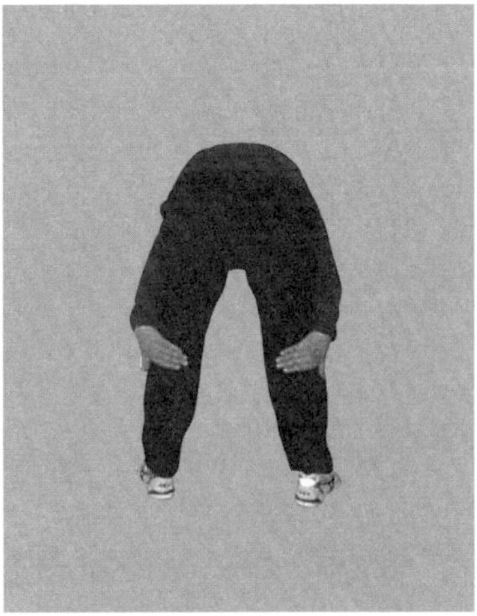

圖 30

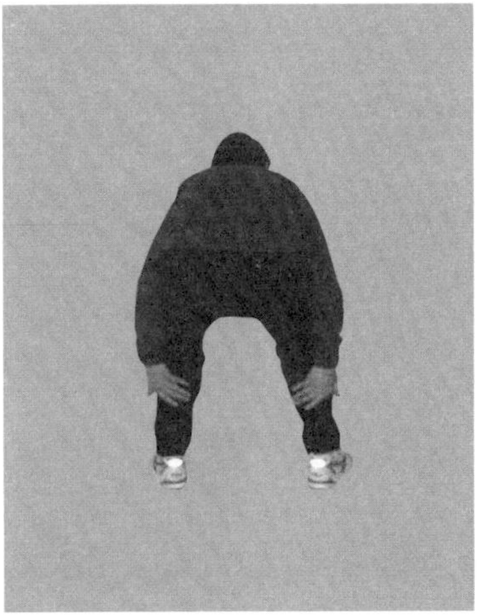

圖 31

二十次，順序重複二次。拍打這些穴位對防治腰腿疼痛、健脾胃、補腎等均有一定的幫助。

⑿晃晃抖抖

雙膝微微屈曲，兩臂下垂，手指自然分開，全身前後左右晃動和抖動二～三分鐘，盡量使所有肢體的關節，包括頸、肩、肘、腕、腰、髖、膝、踝關節，都能參與其中，幅度可從小至稍大，再逐漸小，從慢至稍快，再逐漸慢，到停止（圖32）。

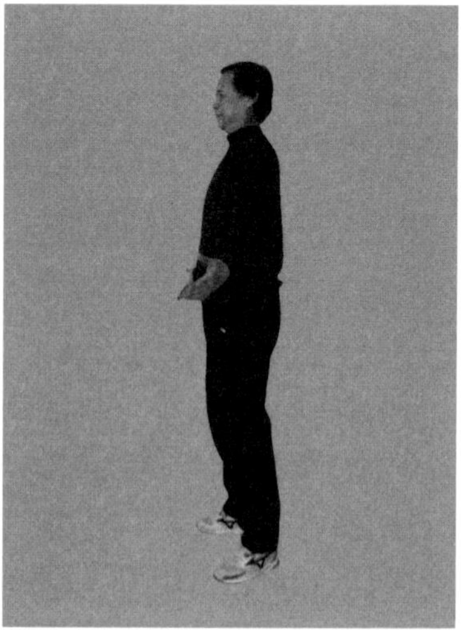

圖 32

以上動作結束後，需要靜立一～二分鐘。靜立的具體姿勢如下：

雙腳自然分開，與肩同寬，膝關節輕微彎曲，使膝蓋前沿與腳尖成一垂直線水平，骨盆略向前送，使會陰正中點垂直對齊兩腳心連線的中點。雙手自然下垂，閉目，做輕緩的腹式呼吸，注意力盡量集中在腹部的一起一伏之中，而不去想其他事情。

這一組練習可以使整個身體處於一種異常鬆弛和舒適的狀態，氣血歸於平和，身心都得以有效的放鬆。對防治高血壓、神經官能症、緩解各個關節的病痛都大有裨益（圖33、34）。

附：由於經絡保健操的效果與取穴的準確性關係極大，所以，需要事先熟悉以下穴位，但也不需要硬背，只要記住大致的位置及動作的路線即可。在做操中，逐漸由酸脹感覺，會慢慢找準它們的位置，只是一定要去感受，要去找，不要太隨意，就會有收穫。

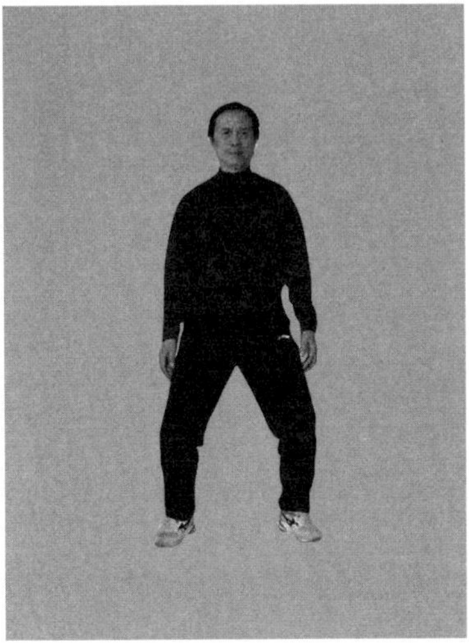

圖 33

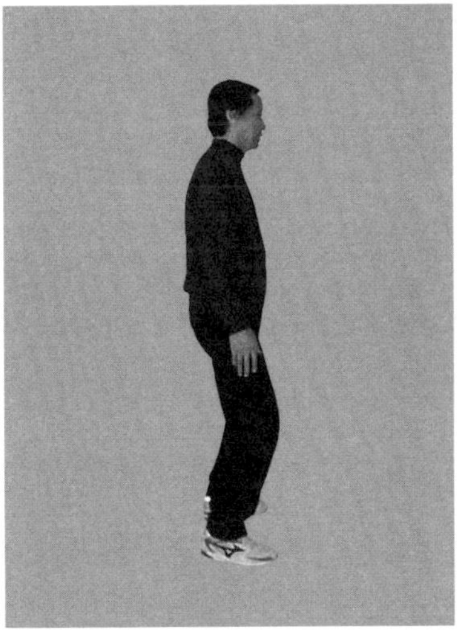

圖 34

●頭面部位

印堂：兩眉連線的中點。

上星：前髮際正中直上一寸。

百會：兩耳間直上，頭頂正中。

翳風：耳垂後方，下頷角與乳突之間凹陷中。

翳明：在翳風穴後一寸。

風池：項後，大筋兩側的凹陷中，緊挨著顱骨下緣處。

攢竹：在眉毛內側端、眼眶邊緣處。

太陽：眉外梢與目外眦之間向後約一寸處凹陷中。

迎香：鼻翼旁〇．五寸，鼻唇溝中。

地倉：嘴角旁〇．四寸。

頰車：下頷角前上方一橫指凹陷中，咬牙時此處會隆起。

下關：耳前髮際部凹陷處，閉口時摸到凹陷，張口時隆起。

●四肢部位

肩髃：上臂三角肌上部中央。
天宗：肩胛骨後面中部凹陷中。
氣海：臍下一・五寸。
命門：第二腰椎脊突下。
環跳：站立時，兩邊臀大肌外側凹陷處。
風市：大腿外側正中線，直立垂手時，中指尖處即是。
足三里：外膝眼下三寸（四指寬），脛骨旁一橫指。
血海：屈膝，髕骨內後凹陷處。
懸鍾：外踝上三寸，腓骨前緣處。
三陰交：內踝上三寸，脛骨後緣處。

●脊柱部位

每個椎間隙旁開兩指（一・五寸）處，均有一個與內臟有關的腧穴，從第3↓7胸椎，往下順為：肺腧、厥陰腧、心腧、督腧、隔腧；從第9↓12胸椎，往下順序為：肝腧、膽腧、脾腧、胃腧；從第1↓5腰椎，往下順序為：三焦腧、腎腧、氣海腧、大腸腧、關元腧；從第一骶骨孔↓第四骶骨孔，雙側共八個穴，八髎穴。

實際拍打時，只需沿著脊柱兩側，逐漸往上及逐漸往下，就會不遺漏每一個穴位了，並不需要硬記。

第四章　常用的運動方法

1 健身走，走向愉悅安泰

走步有益

記得，在作者的學生時代，交通工具就是雙腿，每天都要走很遠的路上學。節假日，同學們還常常相約去郊遊，到山上採集野果，到山泉邊野炊等，都是靠走路。從下鄉掃盲、春耕和秋收勞動，一直到巡迴醫療，更是在山區裡，天天都要爬山越嶺，走許多的路。那時，連續走上十來里路是很平常的事。正因為走步有益，為身體的健康打下了堅實的基礎。

現在，喜歡走步的人也越來越多了，因為大家切實感受到走步對增強體質，提高健康十分有益，只要多走、常走，都會有好處。

「健身走」的效果更好

但是，如果能進一步提高走步的科學性，並堅持走下去，其結果會更加理想。如何來提高走步的科學性呢？我們主張將一般的走步，昇華為「健身走」。

「健身走」是指：按照有氧運動的要求，達到規定的強度和時間，從而實現鍛鍊心肺功能、調節免疫功能的步行運動。它是老少皆宜、最簡單而又最能堅持的有氧運動。它不同於隨意走步，因為隨意走步更多注意走步的距離或時間，雖然對身體健康也有一定的效果，例如，許多人單純依賴計步器，單純追求每天走多少步，雖然可以為消耗機體的能量提供客觀數據，有一定的參考價值，但卻不一定能達到有氧訓練，提高心肺功能和增強抵抗力的目的。

「健身走」的方式

「健身走」包括多種方式，例如漫步、慢速走、中速走、快速走、競走等，需要根據每個人的身體條件加以選擇。例如，年齡較大、肥胖或有心血管疾病等慢性病的人，比較適合漫步或慢速走；身體較好的中老年人，則適合中速走或快速走，青少年則可以選擇快走和競走。

走步時，應該從慢到快，再從快到慢。如果身體比較適應，沒有出現不舒服的感覺，可以逐漸加快步行的速度，增加雙臂擺動幅度和雙腿跨度，如果出現身體不適或患有急性病時，則應該降低運動量或暫停運動，到醫院檢查治療，等恢復後再繼續鍛鍊。

「健身走」應注意的問題

「健身走」，作為有氧運動的一種方式，只要很好地遵循科學運動的共同準則，即在前面第三章「四字經」裡已經介紹過的「一四一一運動要領」，其健身效果就會大大提高。

為了增加「健身走」的效果，另外還應加強防病措施。例如：可以選擇樹木較多的地方走步，減少驕陽直曬，並應該多做一些深呼吸練習，對改善心肺功能及增強抵抗力均有好處，切忌邊走邊吸煙。

為了減少病原散播，我們還要注意養成良好的運動衛生習慣，例如走步中，不要隨地吐痰或擤鼻涕。

在堅持「健身走」的基礎上，還可以增添一些個人喜歡的其他運動，例如，球類運動、太極拳（劍）、健身操、舞蹈、扭秧歌、健身路徑的運動等，這樣就會真正實現科學健身的目的及鞏固科學健身的效果。

衷心地希望有更多的人參與並堅持「健身走」，更多的人能夠天天走向健康，天天走向一個愉悅安泰的人生。

不同的「健身走」方案

由於年齡不同、健康狀態不同，步行中的有氧心率就不同，為此，我們為不同年齡和體質狀態的人，制定了不同的健身走計畫，包括運動時間、快慢及主要注意事項，提出大致九個方案，供大家參考，見六十八頁表。

❷ 慢跑，省錢的黃金運動

慢跑的功勞簿

慢跑是最容易普及和堅持的有氧運動之一，它老少皆宜，不太受環境、場地和季節的限制，所以，慢跑一直風靡世界。

運動生理學對慢跑的研究和褒獎非常多，它的好處是對心肺功能、免疫功能、體力、協調性、精神和心理狀態等有明顯改善，主要表現在：慢跑可以使心臟的搏出量和血管壁的彈性明顯增強，血液和淋巴循環加速，呼吸頻率和深度增加，肺活量明顯增加，肺臟的通、換氣功能明顯改善。

不同年齡和體質的成年人「健身走」訓練方案

編號	對　象	開始漫步時間	加快步伐持續時間及有氧心率	結束前漫步時間	總共用時	注意事項
1	有輕度高血壓、冠心病、糖尿病等慢性病人群	5分鐘	10～15 分鐘 ≤90 次／分	5～10 分鐘	20～30 分鐘	儘量自然跨步和擺臂，平和呼吸
2	71～80 歲、身體健康、不肥胖	5分鐘	10～20 分鐘 ≤90 次／分	5～10 分鐘	20～35 分鐘	儘量自然跨步和擺臂，平和呼吸
3	71～80 歲、身體健康、不肥胖	5分鐘	10～25 分鐘 ≤100 次／分	5～10 分鐘	20～40 分鐘	儘量自然跨步和擺臂，平和呼吸，持續期內步頻稍快
4	60～70 歲、身體健康、肥胖	5分鐘	10～25 分鐘 ≤100 次／分	5～10 分鐘	20～40 分鐘	儘量自然跨步和擺臂，平和呼吸，持續期內步頻稍快
5	60～70 歲、身體健康、不肥胖	5分鐘	10～25 分鐘 ≤100 次／分	10分鐘	30～40 分鐘	儘量自然擺臂，深呼吸，持續期內步頻稍快，如果感覺良好，還可以適當加大步幅
6	40～59 歲、身體健康、肥胖	5分鐘	15～25 分鐘 ≤110 次／分	10分鐘	30～40 分鐘	儘量自然擺臂，深呼吸，持續期內步頻稍快，如果感覺良好，還可以適當加大步幅
7	40～59 歲、身體健康、不肥胖	5分鐘	20～30 分鐘 ≤120 次／分	10分鐘	35～45 分鐘	持續期內加大擺臂幅度，深呼吸，步頻加快，步幅加大
8	40歲以下、身體健康、肥胖	5分鐘	20～30 分鐘 ≤130 次／分	10分鐘	35～45 分鐘	持續期內加大擺臂幅度，深呼吸，步頻加快，步幅加大
9	40歲以下、身體健康、不肥胖	10分鐘	20～40 分鐘 ≤140 次／分	10分鐘	35～60 分鐘	持續期內深呼吸，大擺臂，大跨步、快走

因此，促進了人體的新陳代謝和耐力水準；由於上呼吸道在慢跑中對空氣溫度變化適應性的提高，體內細胞免疫和體液免疫功能的改善，提高了機體的抗病能力，尤其是上呼吸道的抗感染能力明顯增強。

慢跑中肢體有節奏的運動，可以增強身體的協調性；尤其在良好的自然環境中慢跑後，使人感到渾身舒坦、頭腦清醒，從而減輕了人的精神壓力和改善了心理狀態。由於慢跑具有如此多的優點，所以，深受人們的青睞。

慢跑應該注意的問題

①慢跑方式和適合慢跑的對象

慢跑可以大體分為慢速跑、中速跑、慢速跑與快走相結合等。總體上，七十歲以下健康者，肥胖但無嚴重的心、腦、腎、內分泌、高血壓等疾病者均可以參加慢跑，但應該根據自己的身體條件加以具體選擇。

例如，年齡較大、肥胖或有輕度的高血壓、糖尿病等慢性疾病者，可以選擇慢速跑，或者慢速跑與快走相結合。體質較好的中青少年，則可以選擇中速跑。

②慢跑的運動量

慢跑作為有氧運動的一種方式，需要遵循科學運動的共同準則，並循序漸進，持之以恆，其健身效果才會明顯。運動中要學會監測自己的心率，運動量和靶心率的控制，可以參照本書第三章裡「一四一一運動要領」一節內容。

慢跑中使心率在靶心率的範圍內維持十五～三十分鐘，次數≦3次／周，即可達到較好的健身效果。由於運動時間在四十五分鐘以上，才能更好地動用體內脂肪庫中的脂肪提供能量，所以還希望通過慢跑達到減肥目的者，最好逐漸將慢跑時間延長到四十五分鐘以上。

③ 其他應注意的事項

慢跑開始前，要做全身的準備活動。如徒手操，活動一下各個關節，讓內臟器官的興奮性也得到預先調動，然後再開始慢跑。運動中要掌握從慢到快再到慢的過程，有意逐漸增加雙臂擺動幅度和雙腿跨度，呼吸要深而慢，可以養成「吸三呼二」的呼吸節奏。

運動中如果出現身體不適或患有急性病時，則應降低運動量或暫停運動，到醫院檢查治療，等待恢復後再繼續。

慢跑之後要做些整理放鬆活動，如抖抖胳膊、扭扭腰、壓壓腿、跳一跳等，使疲勞儘快地得以消除。

不同的慢跑方案

由於年齡不同，健康狀態不同，運動中的有氧心率就不同。

以下為不同年齡和體質的人，制定了不同的慢跑計畫，包括運動時間、靶心率與擺臂、跨步及呼吸等注意事項，供大家參考。

不同年齡和體質的成年人慢跑方案

編號	對　象	準備活動時間	慢跑時間及有氧心率	整理放鬆活動時間	總共用時	跑步中注意事項
1	有輕度高血壓、糖尿病及60～70歲身體健康、肥胖者	5分鐘	15～20分鐘 90～100次／分	5分鐘	25～30分鐘	自然擺臂、跨步、平和呼吸
2	60～70歲、身體健康、不肥胖者	5分鐘	15～25分鐘 100～110次／分	5分鐘	25～35分鐘	自然擺臂、深呼吸、步頻稍快
3	40～59歲、身體健康、不肥胖者	5分鐘	15～30分鐘 110～120次／分	5分鐘	25～40分鐘	自然擺臂、深呼吸、步頻加快、步幅稍加大
4	40～59歲、身體健康、不肥胖者	5分鐘	20～35分鐘 110～130次／分	5分鐘	30～45分鐘	加大擺臂幅度、深呼吸、步頻加快、步幅加大
5	40歲以下身體健康、肥胖者	5分鐘	20～40分鐘 110～140次／分	5分鐘	30～50分鐘	加大擺臂幅度、深呼吸、步頻加快、步幅加大
6	40歲以下、身體健康、不肥胖者	5分鐘	25～45分鐘 120～140次／分	5分鐘	35～55分鐘	深呼吸、大擺臂、大跨步

③ 爬山，享受大自然的饋贈

真的會爬出健康來

爬山，是人們親近大自然，並從大自然得到豐厚回報的一項運動，它已經吸引了越來越多的愛好者。除了風景名勝，幾乎全國各個城市周邊景區的山脈，都成為「城裡人」蜂擁而至的休閒健身寶地。透過爬山運動，許許多多人的體質明顯提高，生活質量明顯改善。

作者有個親戚，一九九五年五十四歲時突發腦溢血，術後雖然沒有留下嚴重後遺症，但從此不敢運動，繼而逐漸發胖，體重超過標準值十二公斤，血脂高，血液黏度高，體力不濟，精神不振，情緒低落，整個人也顯得比較衰老。一年前開始迷上爬山，每天天剛亮，就去爬山，從爬一座山頭，逐漸增加到爬幾座山頭，時間也長達二個小時以上。不到半年，體重減少了十一公斤，血脂和血液黏度也恢復了正常，現在是面容紅潤，雙目有神，精神煥發，已經不再服用什麼藥物。這樣的奇跡，還聽說過不少，總之反映了人們親近大自然所享受到大自然的饋贈，的確值得一試。

爬山的運動量

①量力而行

由於山勢不同，每個人的具體情況也不同，在爬山的時間和快慢方面，應該有所區別。總的應該因勢利導、量力而行。在爬山的過程中，一定要階段性地數數自己的心率，以便及時由調整行進速度，將心率控制在適宜的有氧心率範疇，這是安全的需要。爬山次數，隔天或每天一次均可，但如果條件不允許，也可以在堅持其他有氧運動的日程中，用一次爬山，替代其他有氧運動一次，效果也不錯。

②間歇行進

由於爬山是一項比較劇烈的運動，應該特別注意循序漸進。作者主張採用間歇行進的方式比較安全。整個爬山過程，建議安排五～十分鐘漫步來作為準備活動，然後逐漸增加速度、加深呼吸，當心率到達靶心率時（參考本書第三章「一四一一運動要領」），即維持這種速度繼續前行十五～二十分鐘，休息五分鐘，再按照先前的速度前行十五～二十分鐘。然後，改為漫步、下山。下山時間不計，總共用時四十～五十五分鐘。如果感覺不累，就可以逐漸將行進的時間延長，將休息時間縮短。反之，就可以適當將行進的時間縮短，將休息時間延長。

爬山要做到有備無患

爬山大多要遠離市區，安全顯得格外重要。特地為爬山愛好者提出以下建議：選擇爬山運動者，一定要預先經過體檢，確認適合這項運動時方可參加。要穿軟底鞋或運動鞋，衣服宜寬鬆一些。最好三五成群，結伴而行，有組織的群體更好，以便隨時相互照應。尤其是老年人需要準備一個小藥包，備用硝酸甘油、急性救心丹、關節止痛膏、創可貼、繃帶、風油精等，以防意外出現心肌缺血或扭傷、擦傷、蚊蟲叮咬等。

另外，最好準備一根棍子或手杖，一則用來防滑，二則用來支撐，以減輕膝關節的負荷。在爬山中，一旦感覺不適，應該隨時停下來，休息後，根據身體反應再確定是否繼續爬山或下山，決不能勉強支撐。

4 游泳，健美的洗禮

健康與美體兼而得之

游泳對健康格外有益，因為游泳時，身體始終處於水平姿勢，非常有利於血液回流和全身血液循環，增加了對各個臟器的血液貫注與供氧量，對改善心、腦血管功能及其他臟腑功能，提高新陳代謝水平都有獨到的作用。

另外，身體長時間浸泡在冷水中，既可以增加熱能的消耗，對於降低體脂和血脂有明顯的促進作用，又可以增強機體對寒冷的適應性和抗病能力。水對身體的表面壓力，形成對全身均衡而柔緩的按摩，起到了放鬆和美容、美體的作用。游泳還是塑造形體的大師，游泳過程中，需要在克服水的阻力中進行全身運動，除了提高機體的協調性、靈活性及柔軟性而外，四肢和軀幹各個部位的肌肉還能夠比較均衡地增長，但又不像器械力量練習增長肌肉塊的結果，而是具有很美的線條。

作者過去的研究也證明，在運動員的機能評定中，游泳運動員心血管功能的總體水準名列前茅，身體圍度比例和身體成分的標準度也名列前茅。所以，游泳的確是健康與美體兼而得之的一種健身運動。

游泳的運動量

① 保持有氧心率

與競技體育不同，作為健身目的，同樣應該以有氧心率來控制游泳的運動量，其靶心率的確定，請參考本書第三章裡「一四一一運動要領」。當達到靶心率後，應保持游速，連續十五分鐘以上，每週不少於三次。對於希望通過游泳減肥的人，則需要連續游動三十分鐘以上。

②停停游游不可取

由於游泳場所人多，加上有些人只是抱著休閑娛樂的態度，到水裡玩一玩，所以，相當多的人在游泳場所都是游一游，停一停，青少年則更喜愛嬉戲玩鬧，這樣的健身效果就會大打折扣了。其實，到了游泳場所，何嘗不先按照健身的要求，完成該完成的運動量之後，再盡興嬉戲，既達到了健身的目的，還可以增加放鬆的效果。

游泳應該注意的其他問題

游泳，首先要注意安全！最好要預先經過體檢，確認適合這項運動時方可參加。如果到江河、湖泊、海濱游泳，要選擇正規的游泳場所，並遵守游泳場所的各項規定。最好結伴而行，有組織的群體更好，以便隨時相互照應。

下水前，應該做準備活動，活動各個關節，伸拉肌肉，跑跑，跳跳，熱身後再下水。老年人或體弱者，最好靠近岸邊游，更不要輕易到深水區去。如遇水溫太低，年老和體弱者要謹慎下水，以防抽筋等意外的發生。

游速應該從慢逐漸加快，達到靶心率後，維持游速，達到預定的時間後，再慢游幾分鐘。在游程中，如果出現不舒服等異樣感覺，即停下來，趕快上岸。最後，游泳還要注意衛生，佩帶泳帽泳鏡，游泳前後要沖澡，水中不要便溺和吐痰等。

5 球類運動，趣味的樂園

好玩的背後

由於球類運動的競技性、輸贏的不確定性、運動過程的不規律性，使它充滿懸念，參加球類運動，的確會親臨一個趣味的樂園。大家都會說：球類運動，好玩。所以，參加羽毛球、籃球、網球、乒乓球、足球運動的人也越來越多。尤其在二〇〇三年「非典」肆虐時期，在大眾健身的方式中，球類運動佔據了很大的比例。當時，公園、空地，連街邊都常常有人打羽毛球，商店裡羽毛球器材幾乎脫銷。

正因為球類運動的競技性，要分輸贏，需要雙方互相調動，突然動作較多，劇烈程度起伏較大，對心血管功能的要求較高，對身體素質如爆發力、耐力、速度、柔韌性、協調性和靈活性等的要求也較高，雖然對全面提高體質很有利，但如果方法不當，比較容易產生運動損傷或對心臟造成不利的影響。

從競技體育領域來看，近來，世界足壇先後出現兩位優秀運動員在比賽中因突發心臟病猝死，就是最典型的例子。

再從大眾健身的範疇來看，例如作者有一位酷愛網球運動的朋友，身體很好，球技也很高，一直打單打。有一段時間，感覺心律紊亂，但幾經檢查並沒有發現其他問題。於是，作者到網球場，為其進行了一次網球單打後的即刻心電圖檢測，發現明顯ST－T缺血型改變。故建議放棄單打，改做其他運動。

可具體選擇什麼運動呢？為了慎重起見，又對其安排了兩次實地檢測，一次是在二百公尺全力游泳後，池邊做心電圖，另一次是網球雙打後，即刻做心電圖。結果均未發現心電圖異常變化。因此，建議交替選擇網球雙打和游泳運動，並注意自我觀察。後來，作者的這位朋友就一直堅持這兩項運動，五年過去了，身體反應一直都很好。

還有一個例子，在許多單位舉辦職工球類比賽中，常常發生拉傷、扭傷，甚至跟腱斷裂等運動損傷。這就充分說明了，雖然球類運動好玩，但好玩的背後也潛伏著對健康的威脅。因此，參加球類運動一定要講究科學性，只有將趣味性與科學性結合起來，減少隨意性、盲目性，才能從中獲得健康的回報。

安全打球的備忘錄

①服裝

球時最好穿運動服、運動鞋。服裝的口袋裡不要放置堅硬物品，以防碰傷、刮傷。

②場　地

運動前，對場地應該稍作巡視，尤其是土場地上的碎石、土塊等可能引起扭傷的因素要事先排除。

③準備活動

是預防運動損傷和逐漸提高心肺等臟器應激能力的重要舉措，要求認真地做。建議先慢跑幾分鐘，然後從頸部開始，從上到下，逐一對各個關節進行屈、伸及旋轉活動，尤其是對腰、膝和踝關節進行比較充分的活動，活動度從小到大、從慢到快，真正達到熱身的目的。

④運動量

球類運動常常不易掌握運動量，因為存在突然被對方調動的因素，所以，更需要根據自身的感覺來控制運動量，如果感到呼吸已經上氣不接下氣，說話的連貫性已經受到影響，這就需要放慢速度，調整一下運動量了。如果能夠帶上心率表或學會自己數心率，按照第三章「一四一一，運動要領」中有關靶心率的要求去控制運動量，則更為客觀而安全。另外，年老體弱者進行球類運動時，也可以雙方約定「打和平球」，以維持較小的運動量。

⑤ 整理放鬆

為了加快恢復，打完球後，最好進行幾分鐘慢跑、抖動及輕微的跳動放鬆。

6 柔韌，使你不屈不撓

柔軟性是減少運動損傷的法寶

柔軟性主要是指關節的柔軟性，包繞關節的軟組織，如關節囊、韌帶、肌腱的彈性，決定了它的柔軟性，它是身體素質的重要組成部分。機體在運動中，都會產生各個關節伸屈或旋轉運動，如果關節的柔軟性好，關節在伸屈或旋轉時，就不容易受傷。

另外，柔軟性對身體的協調性和靈活性的提高也有直接的影響，所以經常進行柔軟性練習，可以使我們避免或減少運動損傷。如何進行柔軟性練習呢？只要對韌帶和肌腱進行伸拉，就能夠達到提高柔軟性的目的。下面做一些簡單介紹，讀者可以根據自身需要靈活組合。

站立位柔軟性練習方法

①壓　肩

二人相向站立，雙手搭於對方肩上，雙足開立略寬於肩，上體與地面平行下壓。顫壓二十次，靜壓二十次（圖35、36）。

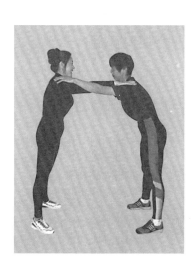

圖 35

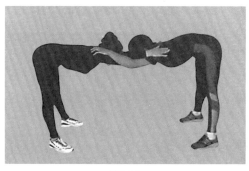

圖 36

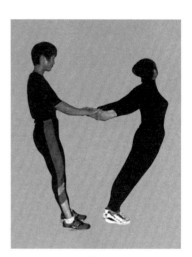

圖 37

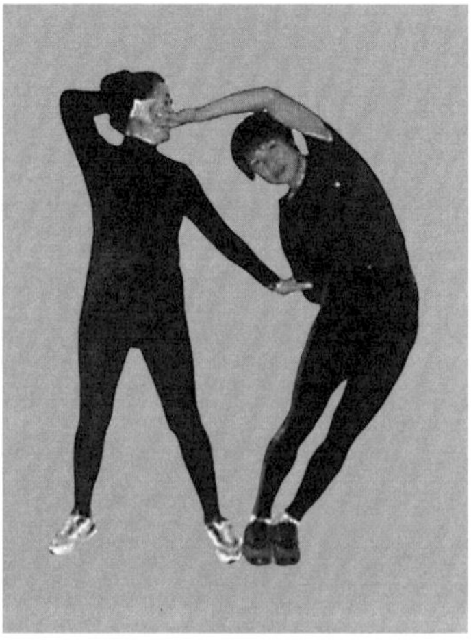

圖 38

②後　拉

二人同向站立，後者拉住前者的雙手，前者雙足開立略寬於肩，挺胸腹→還原二十次。兩人交替進行（圖37）。

③側　拉

兩人呈九十度站立，一人雙足併攏，右手背後，左手體旁上舉緊貼耳部。另一人雙足開立，一足頂住對方足部，右手牽住對方左手，牽拉→還原，重複二十次。依次反向同做二十次。兩人交替進行（圖38）。

④ 前壓腿

左腿前伸勾腳尖，重心後坐於右腿，屈膝支撐。雙手拉住左腳尖，顫壓二十次，靜壓二十次。換腿依次同做（圖39）。

⑤ 後壓腿

前弓步，雙手扶膝，後腿伸直，腳尖朝前，上體挺立，臀部向下坐，後腿的腳跟下壓，顫壓二十次，靜壓二十次。雙腿交替進行（圖40）。

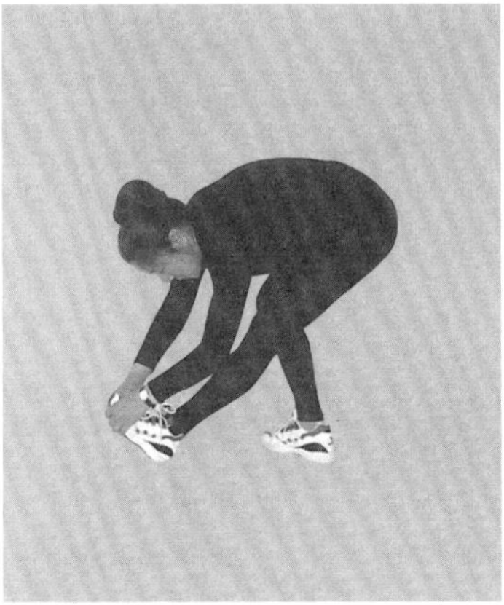

圖 39

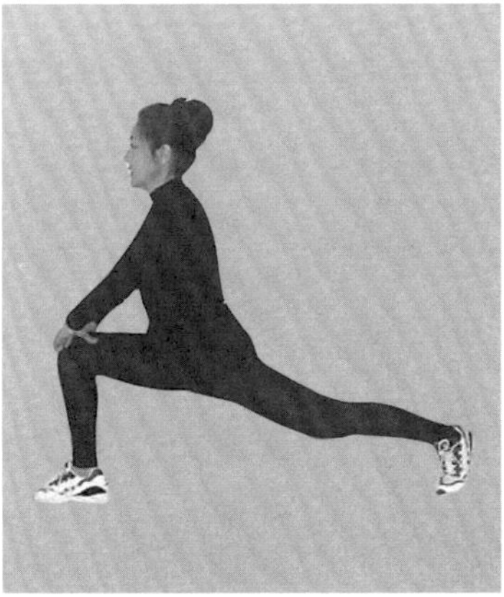

圖 40

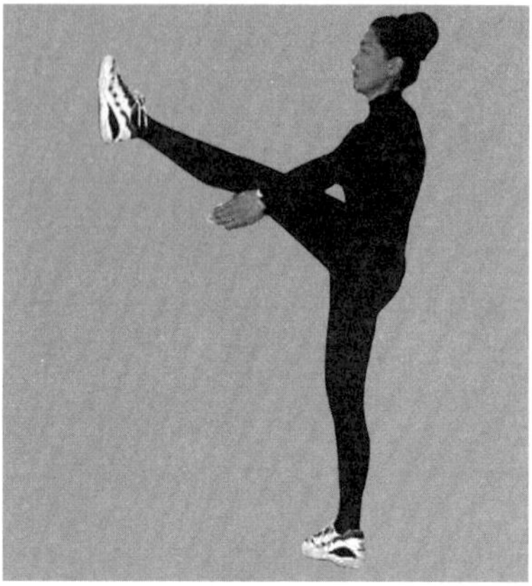

圖 41

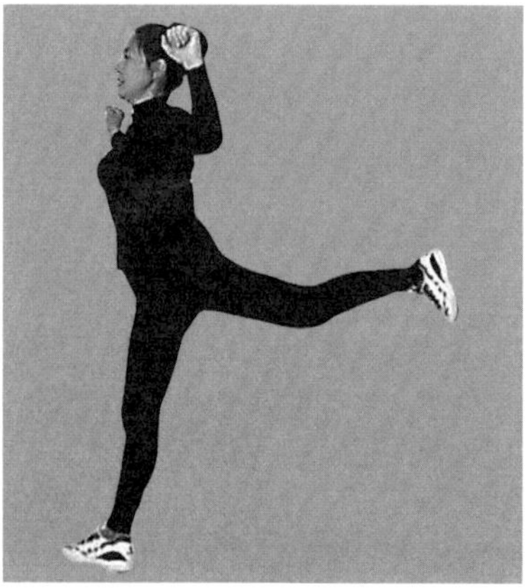

圖 42

⑥ 擊掌前踢腿

雙手臂側舉，雙腿交替前踢 大於90度（繃腳尖），雙臂同時腿下擊掌，重複二十次（圖41）。

⑦ 展臂後踢腿

上體挺立，雙手側舉屈臂後擺，雙腿交替後踢，重複二十次（圖42）。

⑧ 腰部環繞

雙足開立略寬於肩，手掌重疊，交替觸摸左、右腳面各二次，然後張開雙臂，帶動腰部做環繞運動。依次反方向重複做，共十次（圖43、44）。

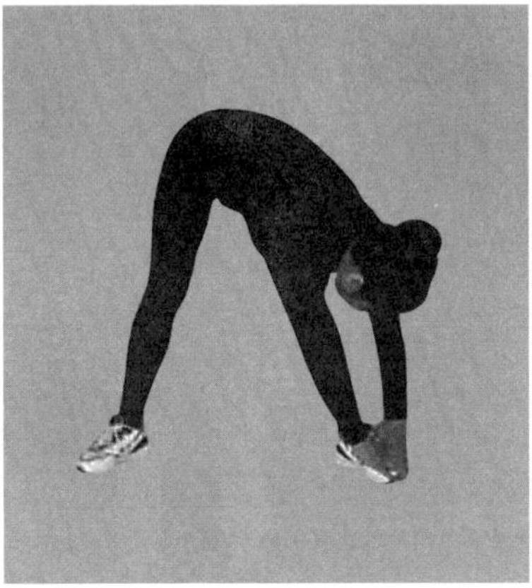

圖 43

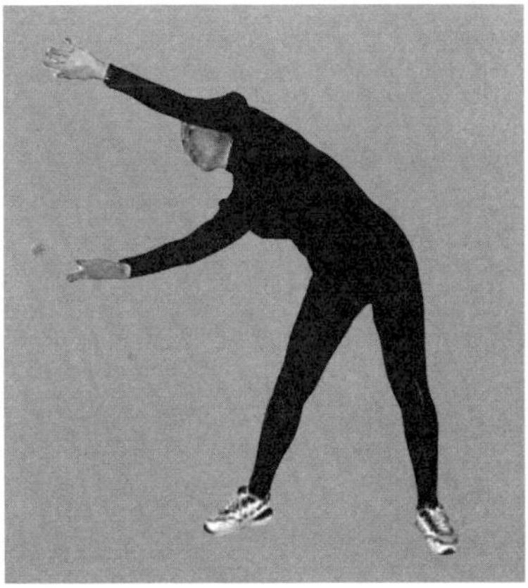

圖 44

墊上柔軟性練習方法

① 伸拉腿後側肌群

直角坐於墊上，雙腿併攏前伸（勾腳尖），雙手前伸觸摸腳尖，身體盡量貼近雙腿，顫拉二十次，靜拉五秒鐘（圖45）。

② 單腿分開勾腳尖，另一腿屈曲

體前屈，雙手拉腳尖，胸盡量貼腿。顫拉二十次，靜拉五秒鐘。依次反向重複做（圖46）。

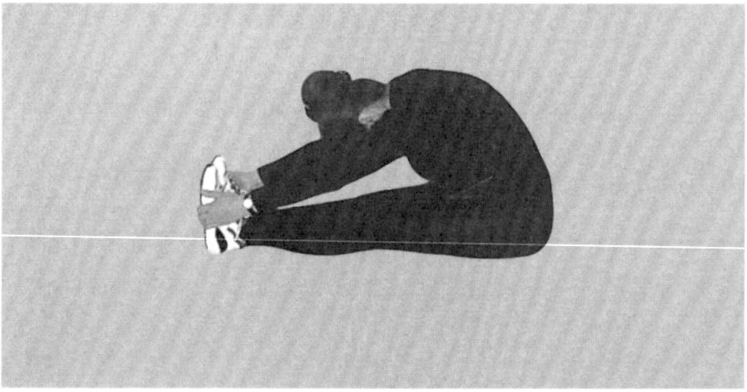

圖 45

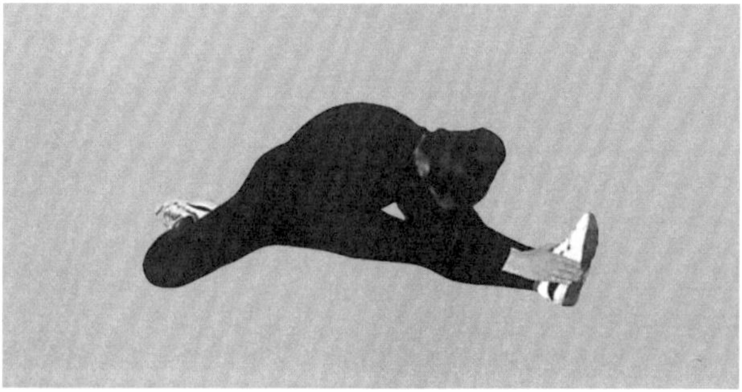

圖 46

③拉伸腿內側肌群

雙腿側向分開，雙手帶動上體前伸，胸盡量觸墊。顫壓二十次，靜壓五秒鐘（圖47）。

④拉伸腿前側肌群

左腿後伸，右腿支撐，雙手叉腰，身體盡量向後仰。顫拉二十次，靜拉五秒鐘。左右交替重複做（圖48）。

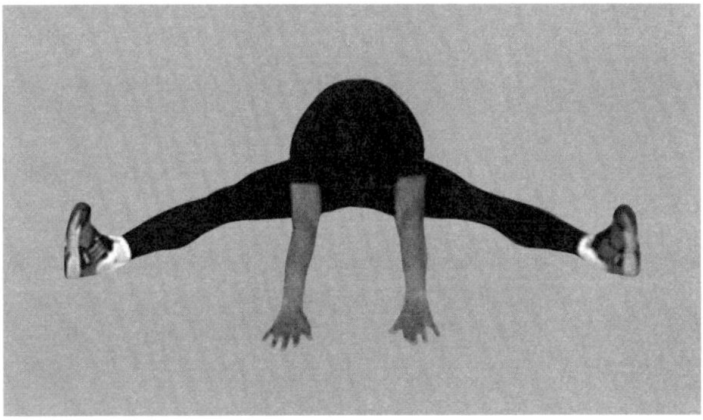

圖 47

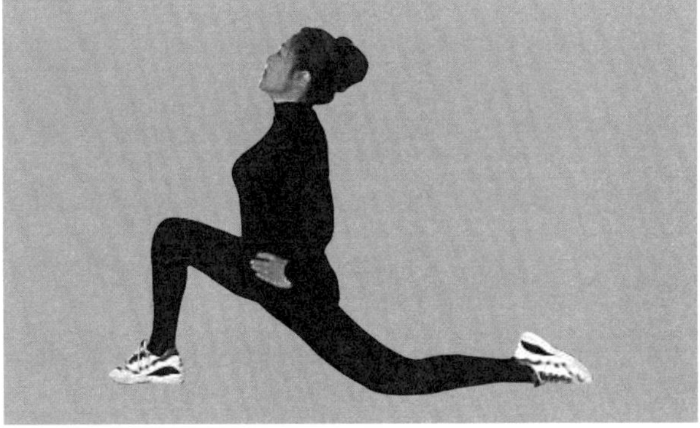

圖 48

⑤ 拉伸腰部肌群

雙手扶地，併腿跪於墊上。低頭，腰背盡量弓起。然後，抬頭，盡量挺胸塌腰。

重複做二十次（圖49、50）。

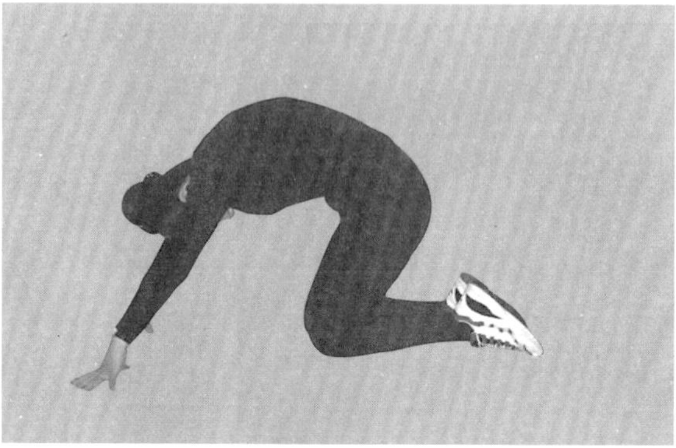

圖 49

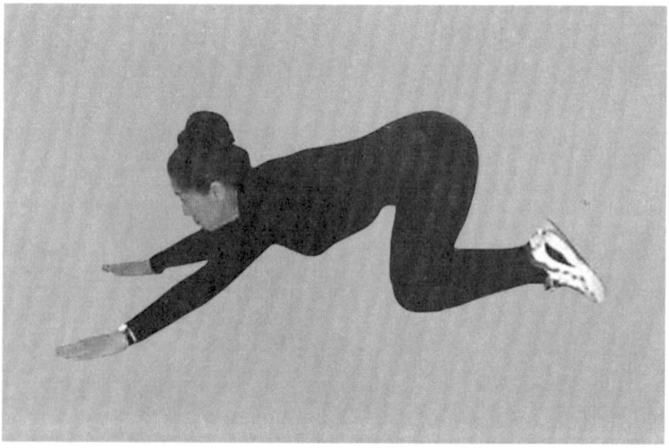

圖 50

⑥併腿跪於墊上，右手臂經頭側盡量向對側伸展（手心向上），頭向左盡量側轉，左手在身後摸右腳跟，靜止五秒鐘。左右交替進行，各做十次（圖51）。

⑦雙腿交叉盤坐，右手扳住左膝外側，左手扳住右腳背，身體向左方擰動十次，靜拉五秒鐘。反方向重複做（圖52）。

整理放鬆

為了加快恢復，柔軟性練習做完後，應該全身放鬆：手臂前後甩動二十次，上下肢及身體抖動三十～六十秒鐘。

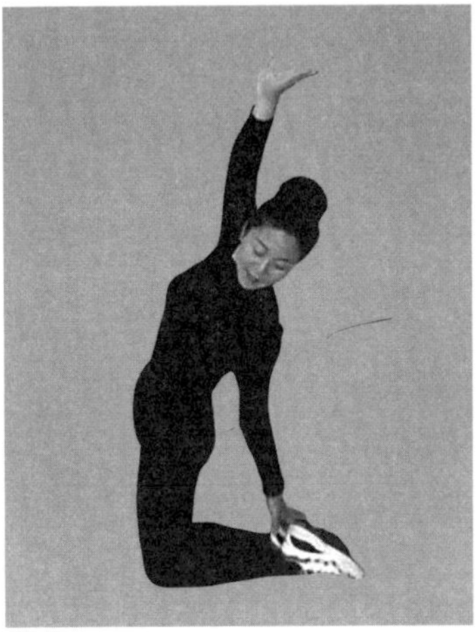

圖 51

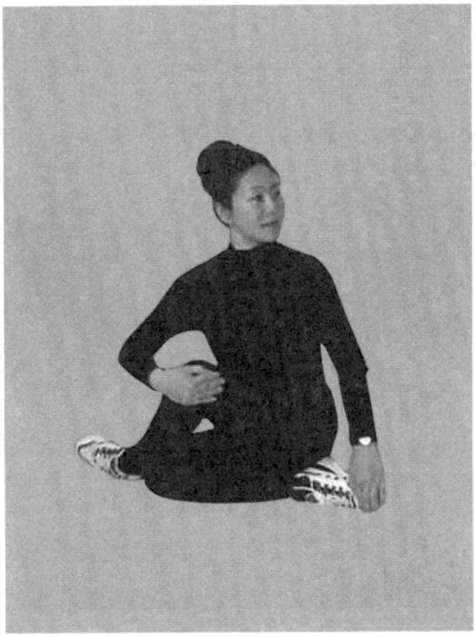

圖 52

⑦協調性靈活性，帶給你穩重機敏

健康形象的要素

協調性靈活性，是身體素質的重要組成部分。協調性靈活性好的人，參加運動時會英姿煥發，而在日常生活中，它也可以使我們辦事顯得穩重機敏，待人接物更顯莊重大方。所以，我們應該在健身運動中有意安排協調性靈活性的練習。下面設計一些簡單方法，讀者可以根據自身需要進行組合。

個人跑動組合練習

①小腿放鬆跑

立位，抬頭、挺胸、收腹，雙手空握拳。兩小腿交替前伸抖動往前跑，雙手臂隨之自然擺動，跑十～二十公尺。

②側體交叉步跑

雙足併立，抬頭、挺胸、收腹，雙手臂自然下垂。左腳側開一小步，右腳前交叉置於左腳外側。同時，上體保持正直，雙手臂向右擺動。然後，左腳再向側開一小步，右腳後交叉置於左腳後外側，上體保持正直，雙手臂向左擺動。照此重複，側跑十～二十公尺。換方向重複再跑十～二十公尺。

③ **高抬腿跑**

立位，抬頭、挺胸、收腹，雙手空握拳。兩腿分別高抬至九十度，往前跑，雙手臂隨之自然擺動。跑十～二十公尺。

④ **後踢腿跑**

雙足併立，抬頭、挺胸、收腹，雙手後叉腰（拇指朝前），兩小腿先後屈膝後踢，盡量踢到臀部。向前跑十～二十公尺。

⑤ **抬腿內、外轉胯跑**

在踮步跑動中，當左腿支撐時，右腿以髖關節為軸（膝關節屈曲），從外↓向上↓向內畫圈↓落地↓支撐，換左腿重複做，即為內轉胯跑，做二十次。在踮步跑動中，當左腿支撐時，右腿以髖關節為軸（膝關節屈曲），從內↓向上↓向外畫圈↓落地↓支撐，換左腿重複做，即為外轉胯跑，做二十次。

⑥ **後退小步跑**

開立，雙足同肩寬，抬頭挺胸。後退小步跑，雙臂隨之自然擺動。跑十～二十公尺。

個人跳動組合練習

①雙高抬腿跳

雙足併立，雙臂屈肘雙手伸開（掌心向下），置於體前至肚臍高度，雙腿屈膝同時高抬腿跳，大腿觸及雙手掌。重複跳十～二十次。

②單腿支撐側擺腿跳

雙足開立，抬頭、挺胸、收腹，雙手伸開（掌心朝下）屈肘置於體前至腰高，右腿支撐，左腿屈膝高抬腿跳，大腿觸及左手掌→還原。然後，左腿屈膝外擺跳，左手拍擊左腳外側→還原。換一條腿依次反向做。左、右為一次，共做十五～二十次（圖53、54）。

③後踢腿觸手跳

雙足併立，抬頭挺胸，雙臂屈肘，手伸開（掌心朝下），置於體側。左、右腿分別屈膝外擺後踢，同時分別觸及左、右手。左、右後踢腿為一次，共做十五～二十次（圖55、56）。

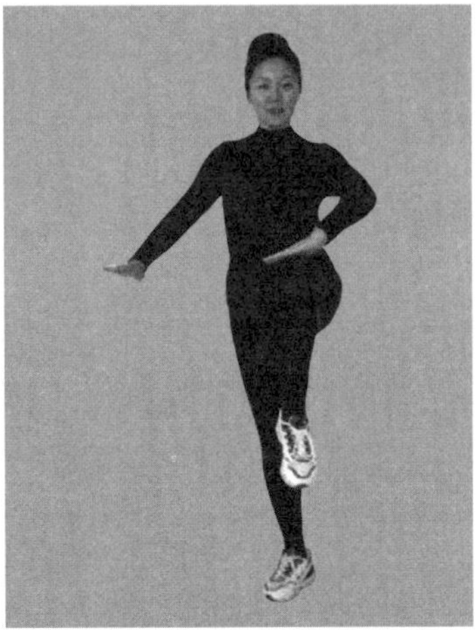

圖 53

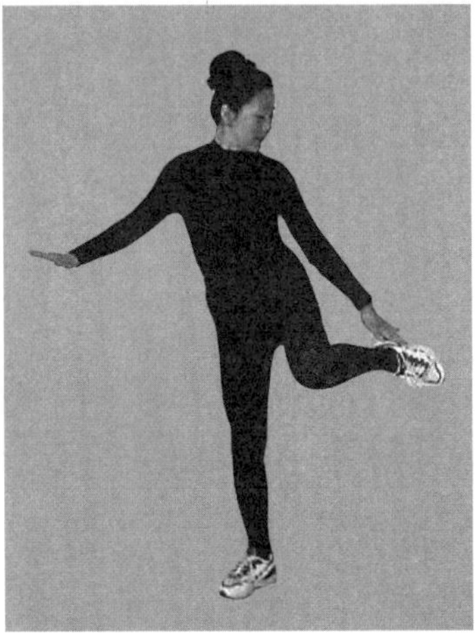

圖 54

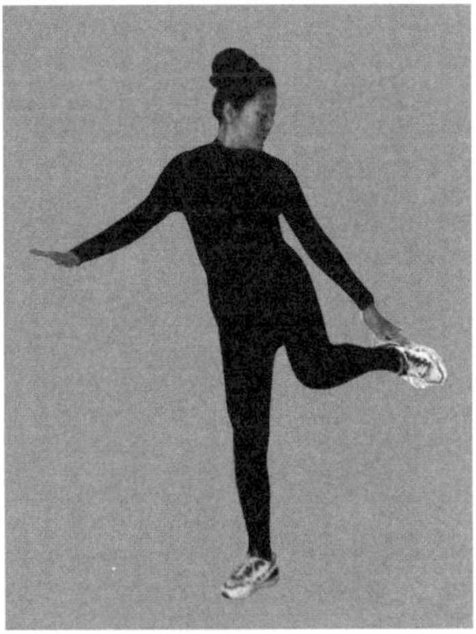

圖 55

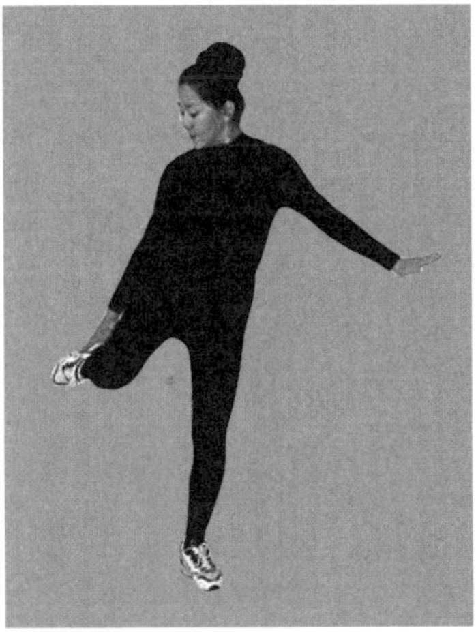

圖 56

④分腿騰躍摸腳跳

開立，雙足同肩寬，抬頭、挺胸、收腹。兩腿同時向前側方分腿騰躍跳。同時，雙手觸摸雙腳。若觸摸不到腳觸摸小腿亦可。跳五～十次。

⑤彈腿跳

在踮步跳動中，左右腿先後上抬，大腿與軀幹約成九十度，小腿往前踢。向前行進十公尺。

⑥單腿支撐踢腿跳

雙足開立，抬頭、挺胸、收腹，雙臂自然屈曲置於體側。右腿支撐，左腿屈膝高抬腿↓還原↓前踢腿跳（大於九十度），同時，雙手腿下擊掌↓還原。左右腿交替重複做為一次，共做十～二十次。

⑦立臥撐跳

雙足併立，全蹲，雙手撐地，雙腿同時後伸，做一個俯臥撐。然後，雙腿收回，原地縱跳。此為一次，共做十次。

⑧雙搖跳繩

雙足併立，雙手握繩柄，雙膝伸直縱跳的同時雙搖繩索。若彈跳力不足，也可以上體略前傾，抬臂直膝跳。跳十～二十次。

武術踢腿

傳統的武術踢腿組合練習，對機體的協調性和靈活性提高非常有益，但一定要盡量做得規範，才能收到較好的效果。

①前踢腿

雙足併立，抬頭、挺胸、收腹，目視前方，雙手叉腰。左、右腿分別前踢，高度大於九十度，支撐腿不要屈膝，前踢腿也要伸直並勾腳尖。左右踢腿各二十次。

②側踢腿

左腿伸直，勾腳尖，向左側方踢出，高度要大於九十度，雙手屈曲交叉，左手掌心朝下，置於腹前，右手經頭側上擺盡量向左側伸展。然後碎步向左轉一百八十度，改踢右腿，姿勢與前相反。左右交替，反覆二十次。

③交叉踢腿

雙足併立，抬頭、挺胸、收腹，目視前方。左腿伸直並勾腳尖向右前方斜向四十五度踢腿，雙手臂隨之自然擺動。換右腿依次反方向重複做。左右踢腿各二十次。

④內擺腿

雙足併立，抬頭、挺胸、收腹，目視前方。右腳向前邁一小步，左腿伸直並勾腳尖，由左側↓前上↓右上方呈弧線踢腿，雙手隨之自然擺動。左右交替反方向重複做。左右擺腿各二十次。

⑤ 外擺腿

雙足併立，抬頭、挺胸、收腹，目視前方。右腳向前邁一小步，左腿伸直並勾腳尖，由右上方↓前上↓左側呈弧線踢腿，雙手隨之自然擺動。左右交替反方向重複做。左右擺腿各二十次。

雙人遊戲

① 握手轉圈

兩人相對，雙臂交叉互握手。雙手不鬆開，反覆進行轉體動作，共十次（圖57～59）。

② 推車走步

一人俯臥，另一人站立於他的兩腳之間，用雙手分別握住他的踝關節，將其雙下肢提起，自然放在自己的身體兩側，然後往前走。俯臥者則用雙手交替往前爬行五～十公尺（圖60）。

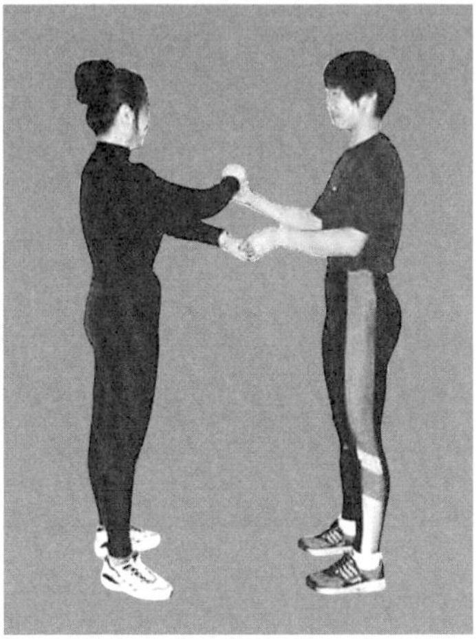

圖 57

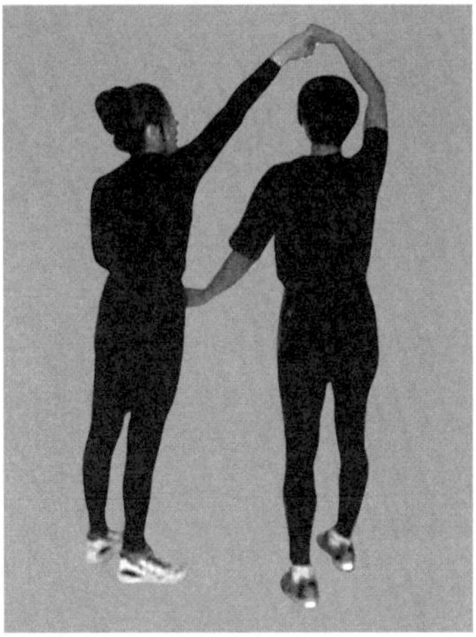

圖 58

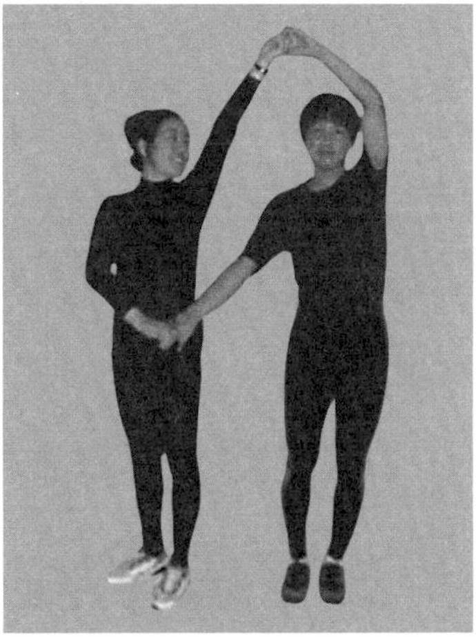

圖 59

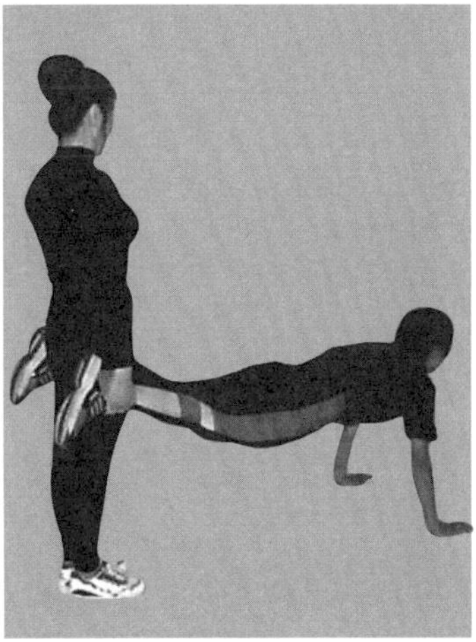

圖 60

③跳「鞍馬」

一人開立，彎腰弓背，雙手分別按住雙膝關節處。另一人以其作為「鞍馬」，做分腿騰躍動作五～十次。

聽口令遊戲

①**聽口令轉向跨步**

立位，按照口令方向跨步→還原。要求反應快速，動作敏捷。練習一分鐘。

②**聽口令轉向跑**

立位，按照口令方向轉向跑→還原。要求起動轉向快。練習一分鐘。

③**聽口令逆向跨步**

立位，按照口令的反方向跨步→還原。鍛鍊反應、判斷及綜合能力。練習一分鐘。

④**聽口令逆向跑**

立位，按照口令的反方向跑→還原。要求快速敏捷。練習一分鐘。

8 練就全身肌肉，人人贊揚你「酷」

●健與美都需要

無論男女老少，正常體成分都包含一定比例的瘦體重，而瘦體重主要由骨骼和肌肉組成。成年後，骨骼發育已經成熟，肌肉就成為影響瘦體重的決定因素。肌肉是身體力量素質的基礎，它的發達程度，還直接影響到形體美。如果說健壯的肌肉作為衡量男性美的標誌，那麼，勻稱的肌肉，就使女性美錦上添花。

人到中老年後，一般肌肉也會逐漸萎縮，瘦體重減少，體內脂肪比例逐漸增加，健康情況也隨之下降，只要我們注重全身肌肉力量練習，就會提高或更長時期地維持肌肉的發達程度，保持良好的力量素質，保持形體美的線條，那麼，你也就能常常聽到「酷」的贊揚。

●量體裁衣、自由組合

只有由力量練習才能影響肌肉的發達程度，單純靠營養調理，最多只能長脂肪。

所以，無論從健康的需要，還是從形體美的需要，適當的力量練習，對於每個人都是健美雙贏的好事。

下面會對不同肢體部位的肌肉力量練習進行詳盡的介紹，讀者只要針對自身的薄弱環節，有主次地將其選擇並組合起來進行練習，就可以收到增長全身肌肉的效果。

需要強調的是：側重點和所選擇動作的多少，要因人而異、持之以恆、漸進而不過量。每次訓練總共用時二十～三十分鐘，每項間隔一分鐘。開始隔天一次，逐漸增加到每週五次。當然，老年人一般只適合選擇一些短時和輕微的力量練習，尤其要注意選擇，以防發生意外。

●臂力及胸背肌力練習

(1)「健身路徑」練習

「全民健身路徑」中的單槓引體向上、雙槓雙臂屈伸、用固定槓鈴架上推槓鈴等練習都是增強臂力的好方法。

(2)啞鈴操

開始選用一·五～三公斤重的啞鈴，每組動作的間歇不要太長，應控制在一分鐘左右，這樣可以大大增加訓練效果。開始每天做一組，隔天一次；十次後，可以過渡到每天做兩組，隔天或每天一次。

①**直體上提**

雙手握鈴下垂，分別於體前、體後、體側三個方向提鈴，各做二十次（圖61～63）。

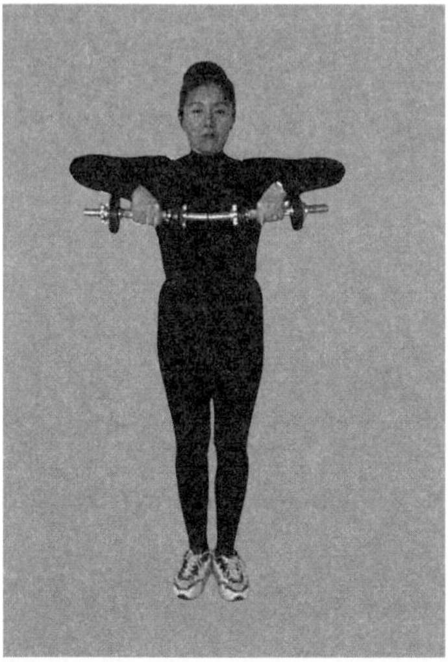

圖 61

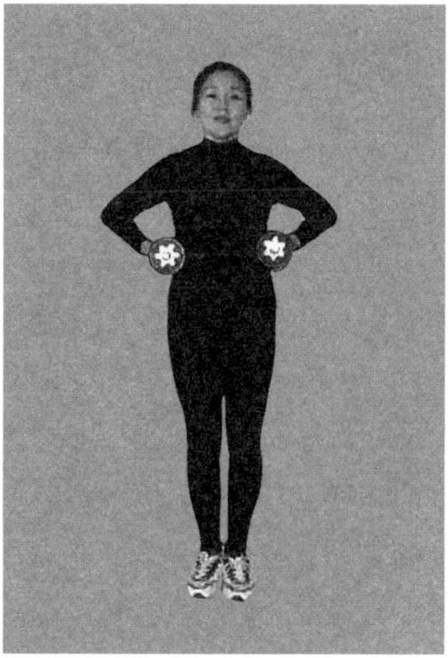

圖 62

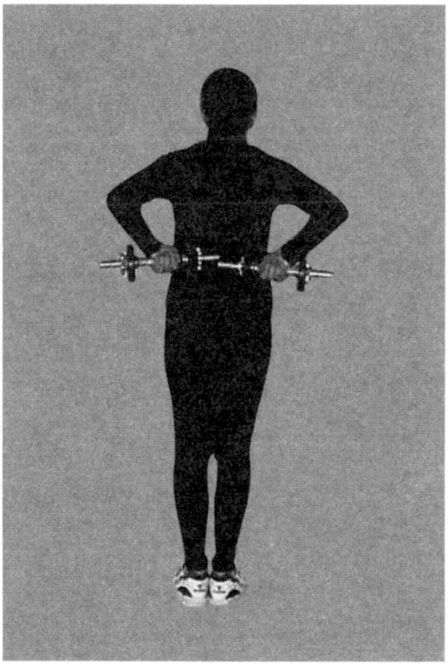

圖 63

②頭側上舉

雙手握鈴，屈臂舉至肩上，置於頭側，啞鈴與身體垂直或平行均可，上舉二十次（圖64、65）。

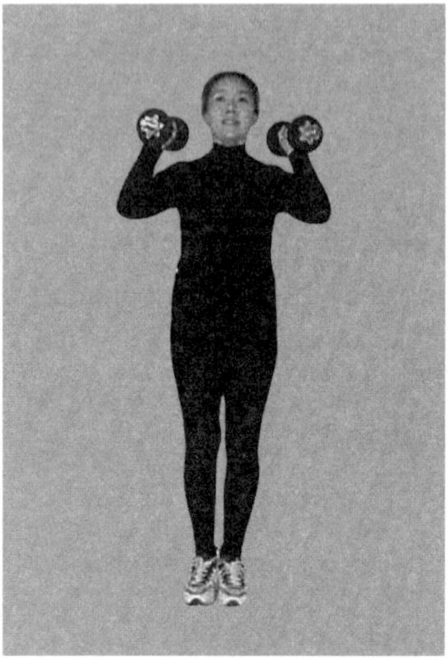

圖 64

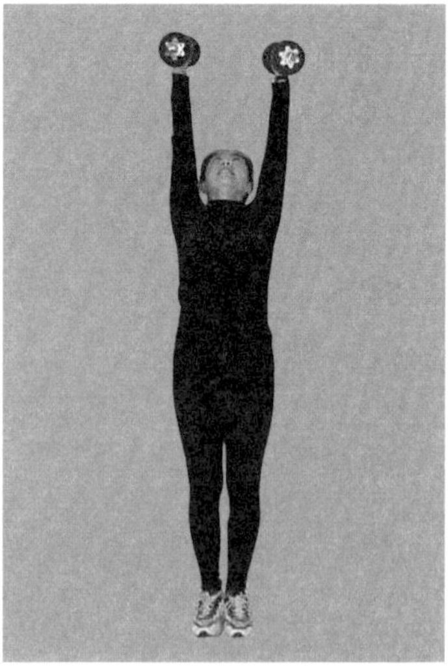

圖 65

③頭後上舉

雙手握鈴，屈臂舉至頭後，保持上臂姿勢，前臂做屈→伸動作，重複做二十次（圖66、67）。

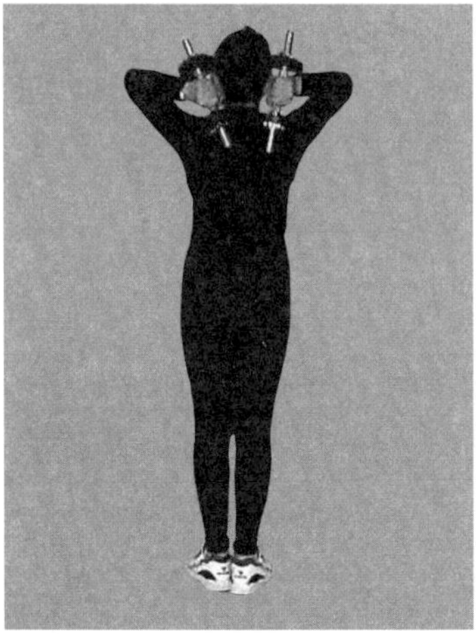

圖 66

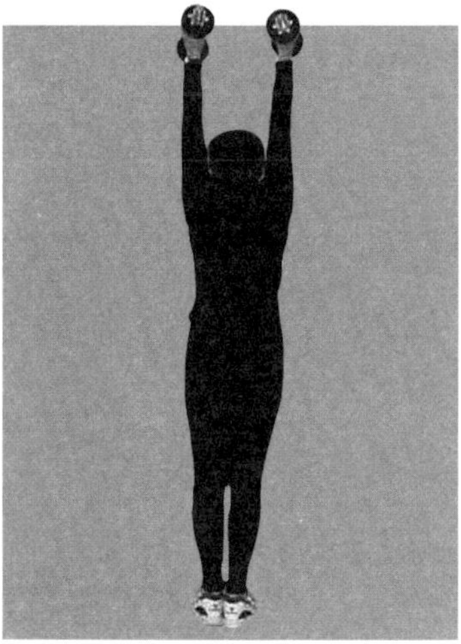

圖 67

④ 胸前平拉

雙手握鈴，直臂置於胸前，做擴胸平拉動作，重複做十次（圖68、69）。

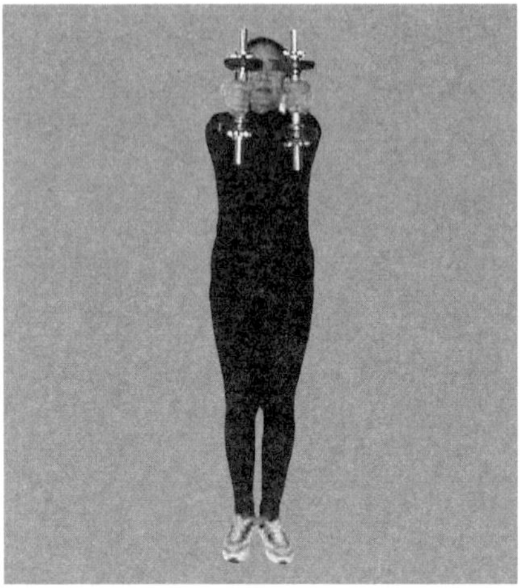

圖 68

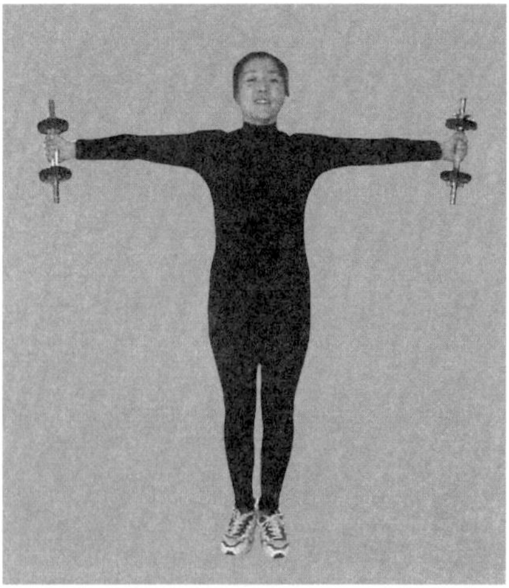

圖 69

⑤彎腰側平舉

雙手握鈴下垂，保持分腿彎腰姿勢，然後向兩側平舉，重複做十次（圖70、71）。

⑥彎腰體側上拉

雙手握鈴下垂，保持並腿彎腰姿勢，兩側屈臂向上拉鈴，做三十次（圖72）。

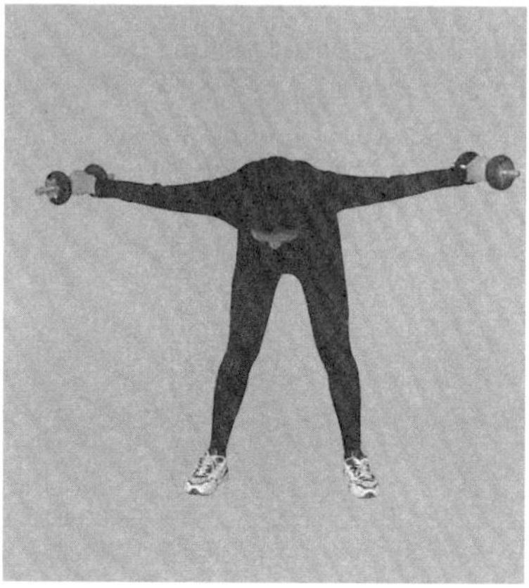

圖71

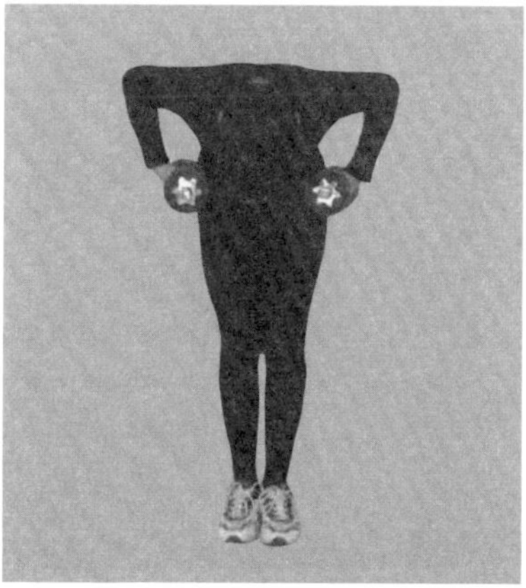

圖72

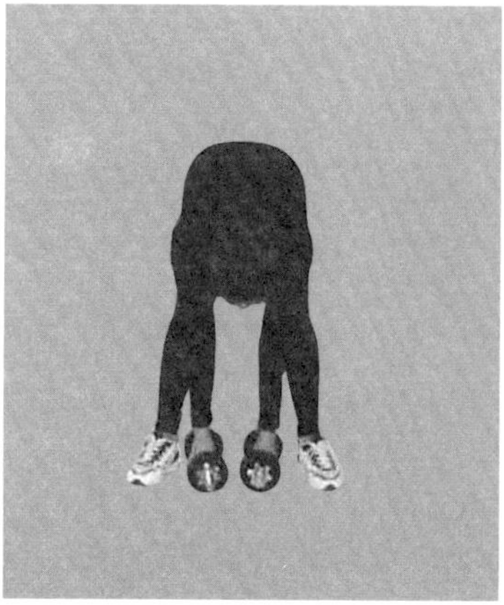

圖70

⑦ 正反握屈前臂

雙臂置於體前，雙手握鈴下垂，先正握鈴，屈前臂，做二十次；然後反握鈴，屈前臂，再做二十次（圖73、74）。

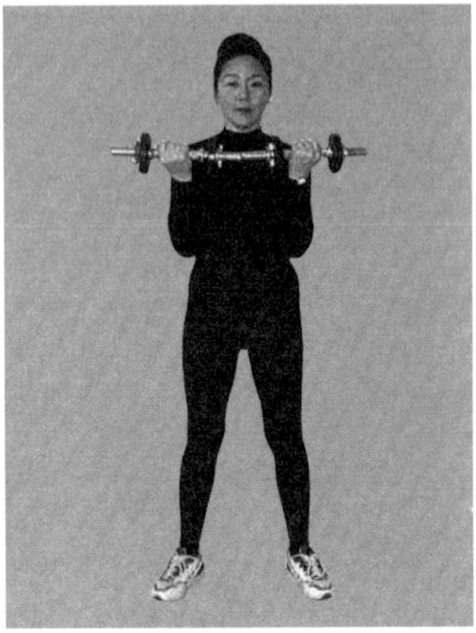

圖 73

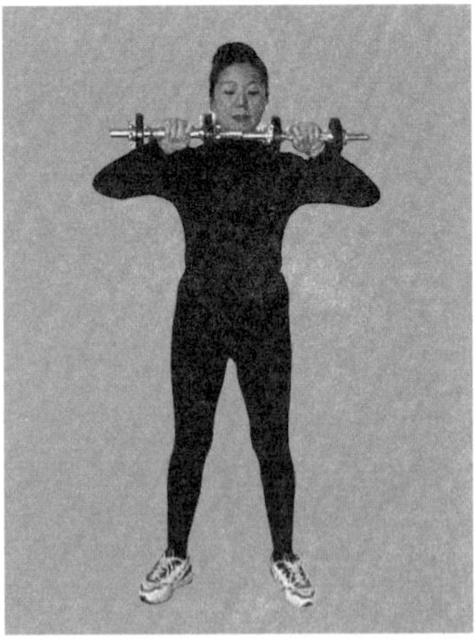

圖 74

⑧胸前上挺

仰臥於條凳或墊子上，橫握啞鈴，屈臂置於胸前，做上舉動作，共二十次（圖75、76），主要增長胸肌和臂力。

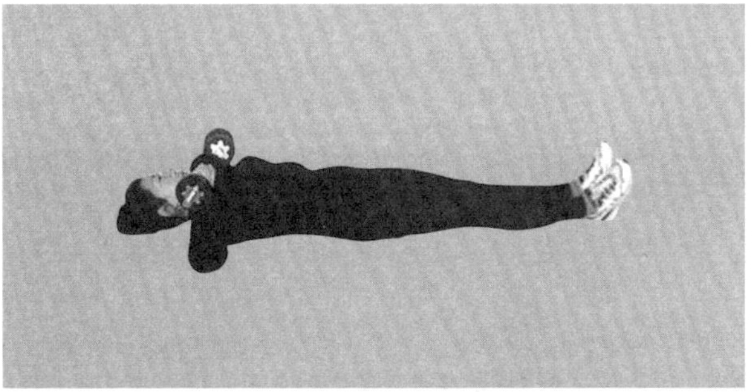

圖75

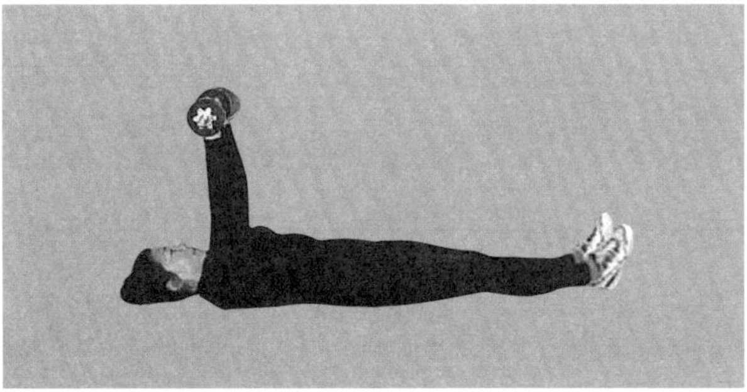

圖76

⑨ 胸前平拉

仰臥於條凳或墊子上，直握啞鈴，直臂置於胸前，做兩側擴胸動作，共十次（圖77、78），主要增長胸肌和臂力。

(4) 俯臥撐

應注意整個身體保持平直，避免撅臀動作，以增強腰腹肌的靜力緊張，使肌力的增長更有效。另外，俯臥撐對上肢及胸肌的訓練效果亦很好。每組做十～二十次，共做二～四組，每組中間休息二分鐘。

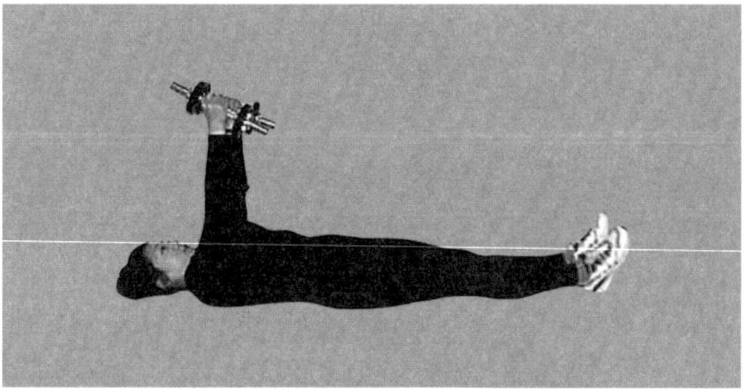

圖77

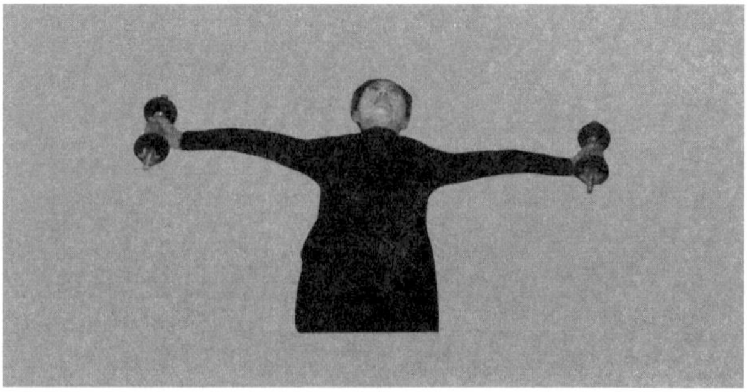

圖78

(5) 整理放鬆

目的是為了加快恢復，在每次臂力練習後，應該依次認真做好以下整理放鬆活動：全身抖動放鬆十五～三十秒鐘；雙臂向後擴胸二十次；向身體加壓屈前臂貼胸十秒鐘（圖79）；舉上臂後屈前臂貼牆加壓十秒鐘（圖80）。左右交替各做一遍。

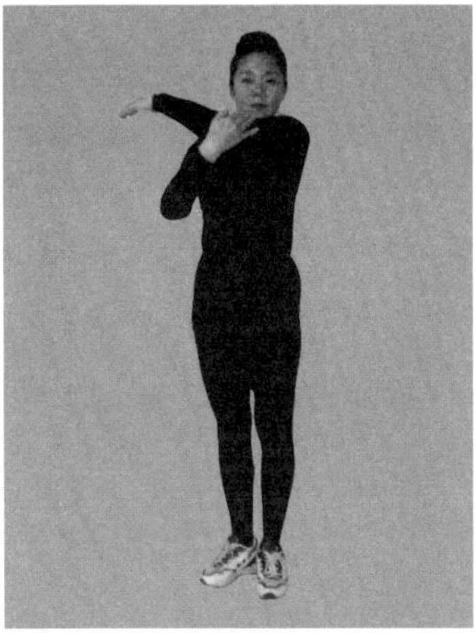

圖 79

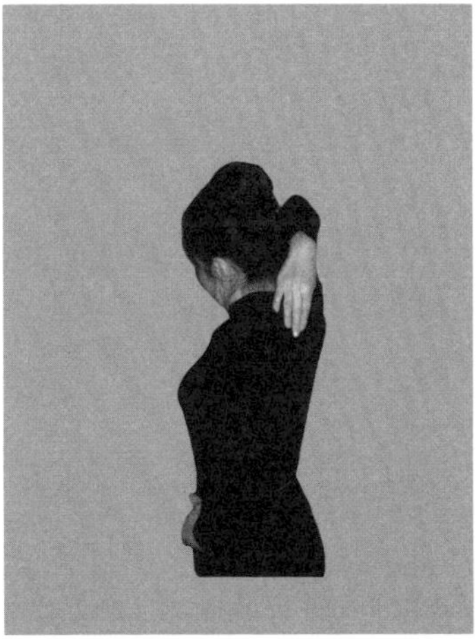

圖 80

●握力練習

(1)啞鈴操

選擇適宜重量的啞鈴，開始可以用二·五～三公斤重的啞鈴。

①前臂屈伸

雙腳開立同肩寬，雙手持啞鈴置於體前（手心向前），做前臂屈伸二十次。注意腰腹不可助力。

②手腕體側屈伸

雙腳開立同肩寬，雙手持啞鈴置於體側（手心向大腿），做手腕屈伸二十次。

③前臂旋轉

雙腳開立同肩寬，雙手持啞鈴置於體側，做前臂旋前（向內）、旋後（向外）動作，各二十次。

④下蹲伸屈腕

雙手握鈴，下蹲，雙前臂放於大腿上，手部懸空，先正握鈴，屈腕二十次；然後反握鈴，伸腕二十次（圖81、82）。也可以取單腿跪姿，左右交替進行（圖83）。

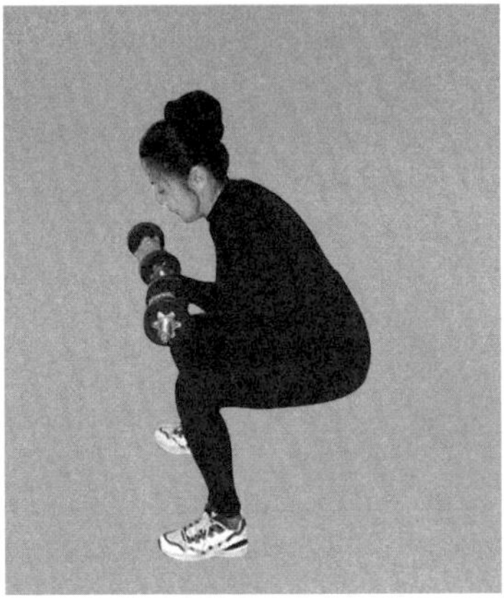

圖 81

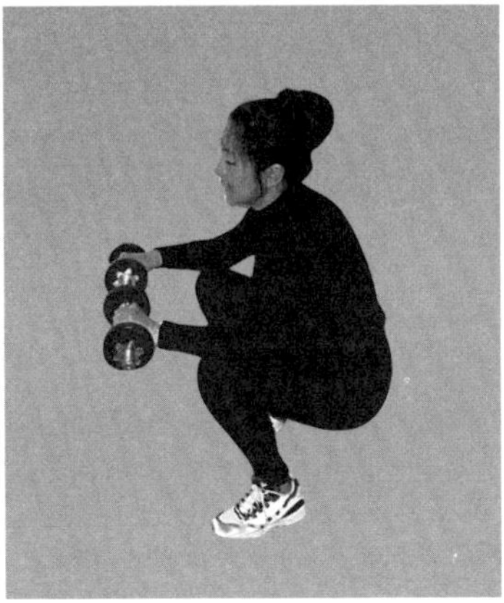

圖 82

(2) 其他練習

① 握力圈練習

雙腳開立同肩寬，雙手臂前平舉（手心向上），雙手各握一個橡皮握力圈，用力握圈二秒鐘，放鬆一秒鐘。反覆做二十次。

② 反纏重物

雙腳開立同肩寬，將一根繩子上端繫於一

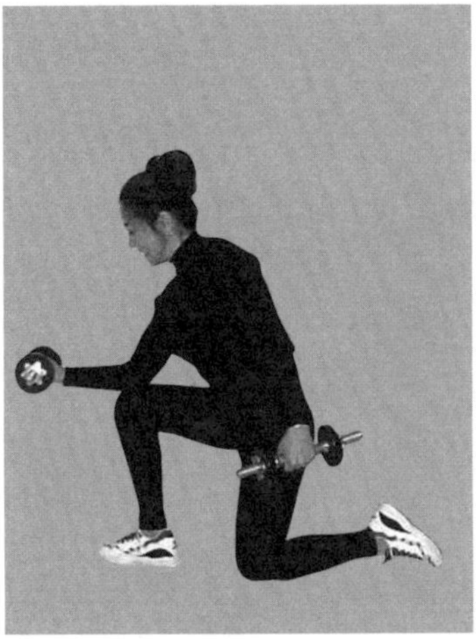

圖 83

根圓木棍正中，下端綁上二・五～三公斤重物，雙手握住木棍兩端前平舉（手心向上），左、右手交替向內轉動木棍，將繩子全部慢慢纏繞到木棍上，再慢慢放回。反覆做二次。

③指捏重物

用一根繩子綁上二・五～三公斤重物，另一端用左手五指捏住提起，使重物離開地面，靜止五～十秒鐘。左右手交替，各做五次。

④自體懸掛

雙手握住單槓，雙腳離地，自體懸掛三十～六十秒鐘。

(3) 整理放鬆

①掌與臂反向牽拉

雙腳開立同肩寬，左臂保持盡量伸直狀態，手掌向前，指尖向地面，右手與左手對握，並朝體側緩緩用力靜拉十～二十秒鐘。左右交替重複再做（圖84）。

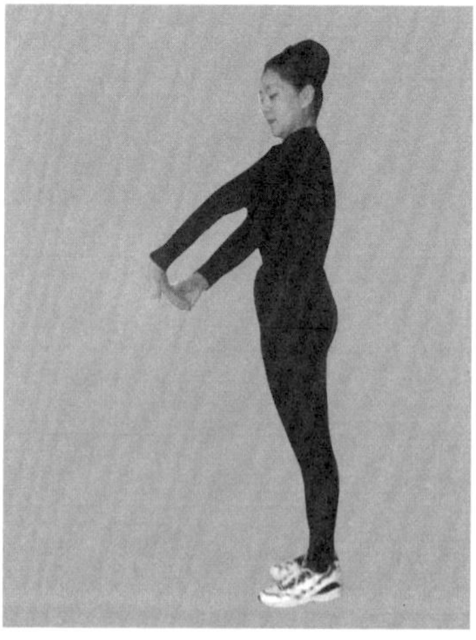

圖84

②揉捏手臂

雙腳開立同肩寬，右手握住左前臂，由上↓下↓上，來回揉捏手臂三十～六十秒鐘。左右交替，重複再做。

③抖動手臂

雙腳開立同肩寬，兩手臂放鬆，自然下垂於體側，抖動三十～六十秒鐘。

●腿部力量練習

(1)「健身路徑」練習

「全民健身路徑」中的蹬力器、固定槓鈴架負重下蹬等練習都是增強下肢力量的好方法。

(2)啞鈴操

開始選用三～五公斤重的啞鈴，每組動作的間歇不要太長，應控制在一分鐘左右，這樣可以大大增加練習效果。開始每天做一組，隔天一次；十次後，可以過渡到每天做兩組，隔天或每天一次。

①半蹲起

雙手握鈴，將啞鈴置於雙肩部，做半蹲起動作，共二十次。

②全蹲起

雙手握鈴，將啞鈴置於雙肩部，做全蹲起，共十次。

③矮子步

雙手握鈴，將啞鈴置於雙肩部，在保持半蹲或全蹲的姿態下，向前行走，共二十步。開始練習可以先做半蹲矮子步，因為運動量稍小，比較容易完成，習慣後，逐漸過渡到運動量較大的全蹲矮子步。

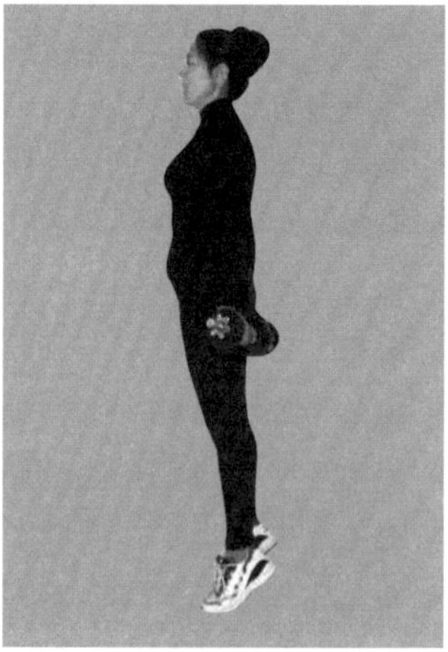

圖85

④提　踵

雙手握鈴，將啞鈴置於身後，挺胸收腹，做踮腳動作，使腳跟離開地面。做二十次（圖85），最後一次靜止三～五秒鐘，主要增長小腿力量和踝關節的穩定性。

(3)「蛙跳」

除了能明顯增長下肢力量外，對腹肌、腰背肌力的增長也很好。每組跳動距離十～十五公尺。開始可以從半蹲起跳，不要求展開腹部的動作，等到逐漸適應後，為了提高練習效果，改為全蹲起跳，並在每一跳中，應充分伸展肢體併立即收腹。開始每天做一組，隔天一次，十次後，可以過渡到每天做兩組，隔天一次。

(4) 跳臺階

也是增長下肢力量的簡便而有效的方法。選擇約有十級臺階的地方，雙腳併攏，從地面開始，一級一級往上跳，然後慢慢走下來，休息一～二分鐘。如此重複做，共四～八組。

(5) 整理放鬆

為了加快恢復，每次腿部力量練習後，應該依次認真做好以下整理放鬆活動：

① 全身抖動放鬆十五～三十秒鐘。

② 挺胸腹後拉腿

右腿直立，右手扶住一固定物體，左腿屈膝，同側手臂後伸，用手拉住腳背向後上方用力，同時挺胸腹，抬頭，靜止十秒鐘。左右交替，重複再做（圖86）。

③ 弓步壓髖

做弓步時，應注意後面的腿，膝關節盡量伸直，靠軀幹上下顫動將腿部肌肉牽拉開。左右交替，各做二十次（圖87）。

至此整個訓練才算結束。

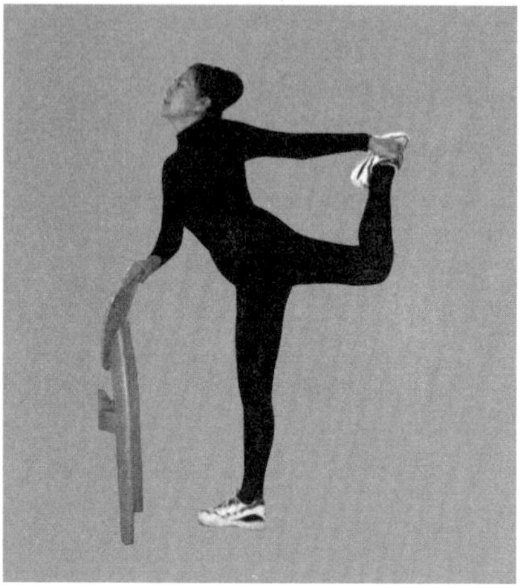

圖 86

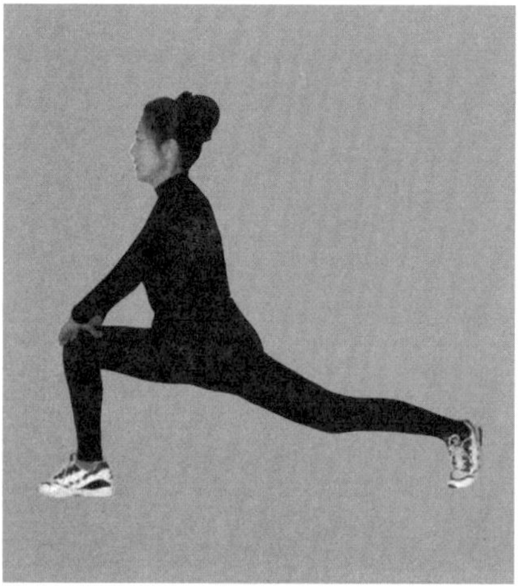

圖 87

●腰腹肌力練習

⑴「健身路徑」練習

「全民健身路徑」中的單槓雙臂懸垂收腹、雙槓雙臂支撐收腹、仰臥起坐器、扭腰器、健騎機等練習都是增強腰腹部力量的好方法。

⑵墊上練習

可以用一・五公尺×〇・五公尺的健美操墊子，也可以在室內的地毯上練習。

①屈腿仰臥起坐

仰臥，雙腿屈曲成直角，雙手抱頭，上體作仰臥起坐，做十～二十次（圖88），主要鍛鍊上部腹肌力量。

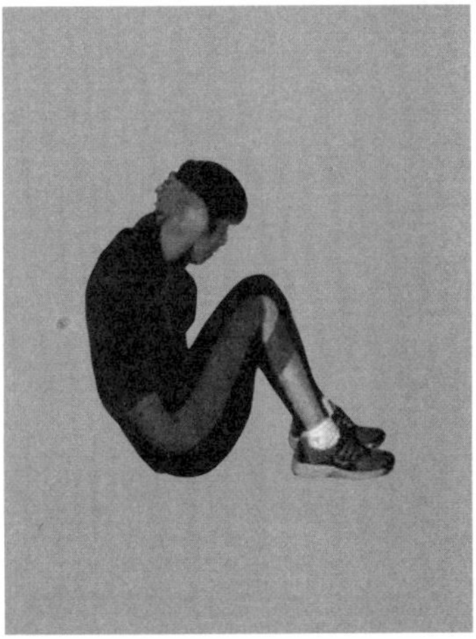

圖 88

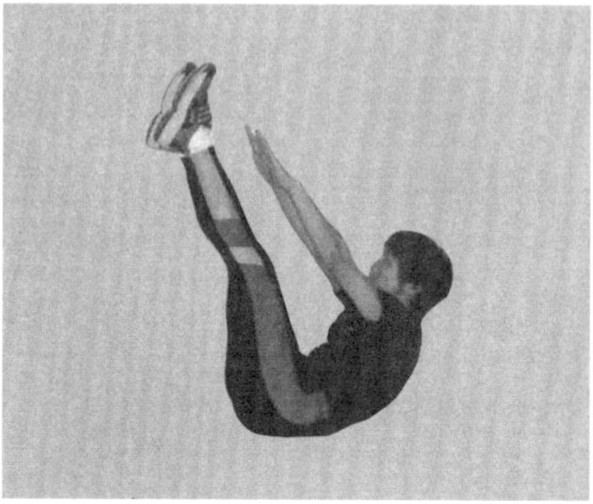

圖 89

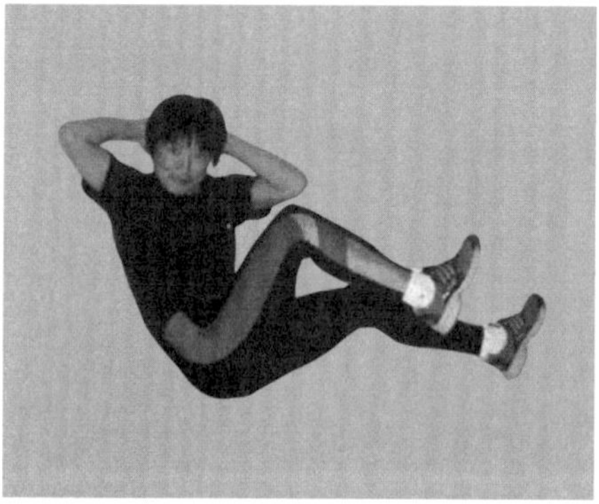

圖 90

②仰臥兩頭起

仰臥，雙腿伸直，雙手朝頭上方伸直，作兩頭起，盡量用雙手觸及足背，做十次（圖89），主要鍛鍊腹肌力量。

③左右交替屈髖仰臥起坐

仰臥，雙腿伸直，雙手抱頭，做仰臥起坐時，左右腿交替屈髖、屈膝與上體前胸盡量接觸，做二十次（圖90），主要鍛鍊側面腹肌力量。

④仰臥直角舉腿

仰臥，雙腿伸直，雙手置於體側，手心向下，高舉雙腿，與身體成九十度，做十～二十次（圖91），主要鍛鍊腹肌力量。

⑤仰臥雙腿懸垂

仰臥，雙腿伸直，雙手置於體側，手心向下，雙腿懸空，離地面三十～四十五度，靜止十～二十秒鐘（圖92），主要鍛鍊腹肌力量。

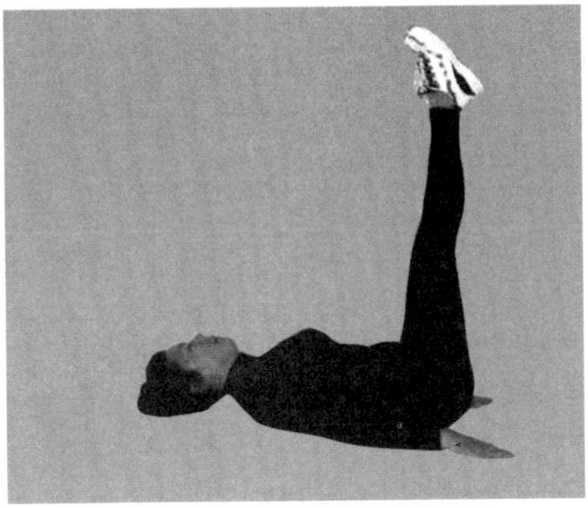

圖 91

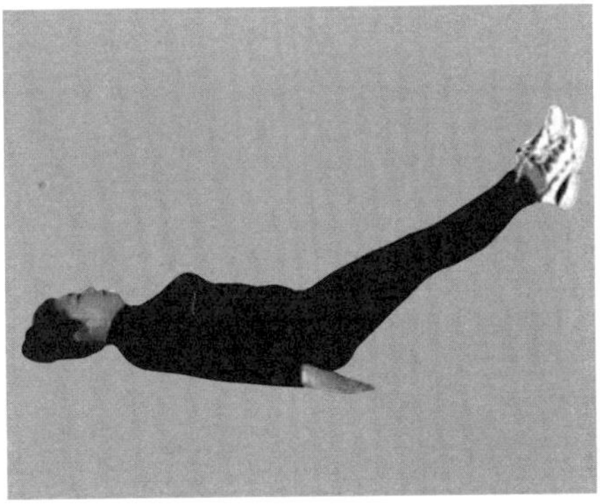

圖 92

⑥ 俯臥兩頭起

俯臥，雙腿伸直，雙臂伸直置於頭前，手心向下，與雙腿同時向上懸空，做兩頭起十次，最後一次靜止三～五秒鐘（圖93），主要鍛鍊腰肌力量。

⑦ 俯臥撐，應注意整個身體保持平直，避免撅臀動作，以增強腰腹肌的靜力緊張，使肌力的增長更有效。另外，俯臥撐對上肢及胸肌的訓練效果亦很好。做十～二十次。

(3) 跳躍練習

「蛙跳」。每組跳十～二十公尺，在每一跳中，肢體應充分伸展後立即收腹。開始時，每天做一組，隔天一次；十次後，可以過渡到每天做兩組，隔天或每天一次。

(4) 整理放鬆

為了加快恢復，每次腰腹力量練習後，應該全身抖動

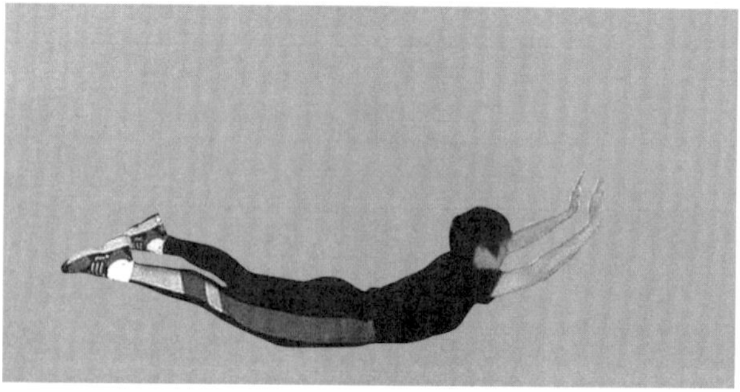

圖 93

放鬆一～二分鐘。

9 太極拳（劍），淵源流長

為民喜愛，廣為流傳

太極拳（劍）是我國傳統民族形式的體育項目，它歷史悠久，淵源流長。千百年以來深受民眾的喜愛，在民間廣為流傳。實踐證明，太極拳（劍）是一種合乎生理規律、輕鬆柔和的健身與預防疾病的運動。它的特點為：舒緩連貫、圓活自然、蓄勢待發、柔中有剛。

給國粹的六項新包裝

習練太極拳（劍）對健康的作用，書市裡已經擺滿了各種專著，作者無須再班門弄斧，只想將現代生理學對太極拳（劍）的一些研究成果簡單地進行一點概括。

①益智健腦

習練太極拳（劍）要求「心靜」，注意力集中，並講究「用意」，這些都對大腦活動及神經系統功能的調節起到良好的作用。

習練中，要求動作舒緩、連綿不斷，有些動作比較複雜，需要有良好的支撐和平衡能力，從而提高了中樞神經系統緊張度，活躍了相關係統與器官的機能活動，改善了機體新陳代謝，防止腦功能衰減，確有益智健腦的功效。

老年人習練太極拳（劍），更有助於防治老年性痴呆。

②心平氣順

習練太極拳（劍）能夠明顯增強心肺功能，因為透過增加心臟每搏輸出量，改善機體的血液和淋巴循環；由消除緊張情緒、緩解小動脈痙攣、降低血脂，提高了抗動脈粥樣硬化、抗高血壓和防治冠心病的能力。

習練太極拳（劍）時要求呼吸深而緩，長久鍛鍊，可以使呼吸肌和膈肌力量增強，肺的通、換氣功能得到改善，肺活量增加。另外，可使呼吸道黏膜的適應性和抵抗力增強，減少呼吸道疾病的發生。

③安享口福

習練太極拳（劍）可以明顯改善消化系統功能，因為習練中，深而緩的呼吸運動，對胃腸道起到的機械刺激作用，就相當於一種微細按摩，從而增加了消化道的血液循環，促進了消化與吸收功能，增加食慾，還可以防治便秘，這對老年人尤其重要。

④ 抗衰防病

習練太極拳（劍）對調節內分泌及免疫系統的作用也十分突出，因為血液和淋巴循環的改善，也活躍了內分泌及免疫功能。常年習練太極拳（劍）者的血清睾酮水平及免疫細胞的活性均高於正常人群，所以提高了抗衰防病能力。

⑤ 素質增強

習練太極拳（劍）可以普遍提高人體的各種運動素質，包括力量、協調性、柔韌性、靈活性等，因為習練中，長時間保持騎馬蹲式，使支撐全身的下肢肌肉得到很好的鍛鍊，加上太極拳（劍）要求動作舒緩連貫、蓄勢待發、柔中有剛，對肢體各部分肌肉力量，全身協調性、柔韌性和靈活性均能充分調動，所以，收到全面提高素質的效果。

另外，習練的全過程要求「含胸拔背」，常練太極拳（劍）對維護脊柱正常曲線和良好的姿勢也很有益。

⑥ 陶冶情操

習練太極拳（劍）時，往往配有優美的音樂，真可謂聞樂起舞，形神交融，精神放鬆，心情舒暢，既練身體，又陶冶情操，實在有強身益壽之妙也。

給你提個醒

習練太極拳（劍）時，還要注意以下一些問題：先做準備活動，待四肢關節活動開，熱身後再開始練習。

太極拳（劍）有不同的套路，難度也不同，習練者可以根據自身條件，靈活選練不同的套路，如「陳式」太極，活動度大、運用爆發力多、難度較高；「楊式」太極，動作柔緩得多，但難度仍然較高；簡化太極，則更容易學習掌握，適合初學者習練。要循序漸進，動作認真，逐個分解，合而有成。

另外，在整個習練過程中，身體重心的高低，對運動強度影響很大，所以，當體力好的時候，重心可以壓低一些；相反，體力不濟時，重心就可以升高一點，以此進行自我調節。

每天可以習練一～二次，每次二十～四十分鐘。

10 健身俱樂部，融入時尚的潮流

時代發展的寵兒

作者雖然極力推崇健身運動要融入大自然，在方式的選擇上盡量簡便易行，不花錢或少花錢，例如，前面介紹的健身走、慢跑、爬山等各種運動方法，只要堅持，都能取得明顯的健身效果。但是，也並不排斥到健身俱樂部去健身的方式。

健身俱樂部是時代發展的產物，在國外已經相當成熟，深受大眾的寵愛。而在我國的大中城市，它還只是一個時尚的品牌。比較成功的健身俱樂部往往能夠將國外健身俱樂部的管理模式和訓練方法融合進來，追求環境舒適、設備先進、方法新穎而多元化、教練專業水準較高等等。

會員到健身俱樂部健身，可以有較大的選擇餘地，如各種健美操套路、器械練習、踏板操、瑜伽、跆拳道、交誼舞和街舞等；規模大一些的健身俱樂部還有游泳池、網球、臺球、保齡球、沙狐球、乒乓球和羽毛球等項目，既能夠滿足人們的趣味性要求，也讓會員在一種特殊的健身氛圍中，很快融入時尚的潮流，去體會一種自身價值觀的追求。

在練習中，還可以爭取教練的個別咨詢與輔導，健身效果也就更有保障。另外，在高樓林立的辦公區，往往沒有理想的戶外健身場所，健身俱樂部對這樣的人群提供了一種補償。

健身俱樂部的六大「軟肋」

由於健身俱樂部良莠不齊，互相之間反差較大，尤其是一些中小型健身俱樂部存在不少問題，主要表現在以下方面：

①狹小而擁擠

據作者考察，目前國內的許多投資方，從經濟效益出發，往往選擇建築物的地下層開設健身俱樂部，面積比較狹小，器材擺放擁擠，安全性不夠。

②空氣渾濁

在建築物的地下層本來通氣較差，加上裝修後揮發氣體的影響和運動人員密度大，許多健身俱樂部都存在空氣不好的情況，在這種環境下長時間進行運動，顯然非常不利於健康。

③設備簡陋

有些健身俱樂部的健身設施質量很差，除了噪音超標與常常因為損壞不能使用以外，也隱藏著不安全因素。還有些健身俱樂部衛生條件較差，急需改進。

④音響不適度

一些健身俱樂部對音響的舒適度缺乏專業知識，以為是越響越好，故造成人們在狹小的空間、擁擠的人群、渾濁空氣中長時間經受著噪音的煎熬，而不是享受。

⑤教練資質不高

普遍缺少高水準的專業化教練隊伍，使會員的健身運動科學性不足，而隨意性、趣味性有餘，運動計畫缺少客觀檢測依據及個性化指導，普遍存在「吃大鍋飯」的訓練模式，運動量安排不合理，難免造成對一些人心血管功能的負面影響或發生運動系統的急慢性損傷。所以，我國健身俱樂部亟待加強對健身教練員的正規培訓和認證。

⑥管理不力

這有多方面的不足，但主要指缺乏對會員的科學服務模式，即入會時的健康與體能檢測、建檔、選定專門的教練、為每一個人制定健身計畫、運動過程的監控與指導機制、階段性復測與評價、運動計畫的不斷調整、檔案的補充與管理等系統工程的建立與完善，這無疑是衡量一個健身俱樂部水準的標誌，也是大眾選擇健身俱樂部的依據，如果健身俱樂部各方面的條件不理想，建議你還是到自然環境中去健身更好。

第五章　常見慢性病的保健處方

作者在普查中還發現一個值得重視的現象，即不少已經患有某些慢性病的人，往往還合併其他的一些亞健康狀態，和已患疾病並沒有必然的聯繫，而是與生活方式關係更加密切，但又常常反過來影響到疾病的治療效果，進而造成較大的心理負擔。只要在堅持慢性病治療的前提下，積極採取各種科學健身的措施，慢性病與亞健康狀態均會得到改善。

普查中就有一部分慢性病與亞健康並存者，按照所提出的健身計畫，對生活方式進行調整，復查結果顯示，他們不但亞健康狀態有了明顯改善，連原有慢性病的一些指標也得到緩解，例如，血壓趨於正常、血脂下降、血糖下降並穩定等。所以，提示了科學健身對慢性病人群具有更加積極的意義。所以，在本章裡將專門對一些常見慢性病人群的科學健身方法做詳細介紹，希望對他們的早日康復能得到積極的幫助。

1 高血壓病人的保健處方

(1) 確診治療是前提

血壓增高是一種常見的症狀。國際衛生組織規定：在三次不同（日）的測量中，成年人血壓值均出現≧140／90mmHg，則可確診為高血壓病。

高血壓病總的可以區分為原發性高血壓和繼發性高血壓兩類。原發性高血壓病比較多見，它是由於動脈血管硬化，以及血管運動中樞神經調節異常所造成的動脈血壓持續性增高的一種疾病。繼發性高血壓病可由糖尿病、腎病、內分泌等疾病或藥物的副作用等引起，在治療時，必須要先治療原發性疾病。

⑵體療「當仁不讓」

當血壓值已經超過正常範圍，應該注意觀察和進一步確診，但可以儘早堅持體療，因為體療是防治高血壓病的有效輔助手段，可以根據自己的實際情況選擇適當的體療手段，進行科學健身。

研究證明，體育運動時，收縮壓升高並伴有心排血量和心率增加，但舒張壓並不升高。經過一個時期鍛鍊後，運動時的血壓和心率增加幅度減少，而靜息血壓還可以下降。因為適當運動可以改善中樞神經系統的調節機能，降低交感神經的興奮性，提高迷走神經的張力，緩解小動脈痙攣，擴張肌肉血管，改善微循環和新陳代謝。

另外，體育運動還有助於減輕精神壓力，改善情緒，達到心靜、體鬆、氣和的目的，故而起到穩定血壓的效果。

(3)高血壓人群體療時需要共同遵循的原則

選擇防治高血壓的體育療法的目的，應側重於降低外周血管阻力。在方法上強調低強度有氧訓練以及各類放鬆性活動，具體安排因人而異。

總之，高血壓人群的體育運動更要循序漸進，並經常觀察血壓變化，以便隨時對運動量進行調整。運動量和強度要根據個人情況而定，以運動後不感到疲勞，血壓較穩定，次日晨起精神良好為原則。以下是對不同程度的高血壓人群體育鍛鍊的一些具體建議。

(4)單純收縮期或舒張期高血壓及一期高血壓人群

前者指收縮期或舒張期血壓單獨一項超過正常值，後者指收縮期及舒張期血壓值均持續在140～159／90～99mmHg之間，但對心、腦、腎臟還沒有產生明顯影響。

①適宜的運動項目

這一人群適宜參加太極拳（劍）、瑜伽、步行、慢跑、自行車、舞蹈、游泳、扭秧歌、乒乓球、廣播體操、健美操、醫療體操、小力量訓練及各種放鬆訓練等。

②運動量

強度一般為最大心率可以達到100～140次／分，停止活動後，心率應在十分鐘內基本恢復到安靜時的水平。年齡大於50歲的患者活動時心率一般應控制在170－年齡（次／分）以內。每次運動時間≧30分鐘。隔天運動一次，或每天運動一次。

③ 其他注意事項

運動中應該學會自然的深呼吸，不宜做過多憋氣或爆發力性運動。其他非藥物防治手段也很重要，例如放鬆性按摩或穴位按摩，音樂療法，戒煙酒，飲食應低鹽低糖低脂肪、高維生素、蛋白適量，有效減控體脂及體重，多喝苦丁茶、烏龍茶或鐵觀音茶等有利於降低血脂的飲料。

(5) 二期高血壓的人群

指血壓值持續維持在160～179／100～109mmHg，並對心、腦、腎臟已經造成一定的影響，但還處於代償期。

① 適宜的運動項目

這一人群適宜參加太極拳（劍）、瑜伽、步行、廣播體操、健美操、醫療體操及各種放鬆訓練等。

② 運動量

強度一般為最大心率可以達到100～120次／分，停止活動後，心率應在十五分鐘內基本恢復到安靜時的水平。年齡大於50歲的患者活動時心率一般應控制在170－年齡（次／分）以內。每次運動時間≧30分鐘，隔天或每天運動一次。

③ 其他注意事項

運動中應該學會自然呼吸，不宜做憋氣或爆發力性運動，也不適合做彎腰低頭動作，更不宜做直腿體前屈雙手觸地或倒立等動作。可以配合其他非藥物輔助治療手段，例如，放鬆性按摩或穴位按摩，音樂療法，戒煙酒，飲食應低鹽低糖低脂肪、高維生素、蛋白適量，減控體脂及體重，多喝苦丁茶、烏龍茶或鐵觀音茶等。

當血壓未得到有效控制或不穩定，甚至出現其他較嚴重的併發症，如嚴重心率失常、心動過速、不穩定性心絞痛及腦血管痙攣等，就需要暫時停止體育運動或臥床休息。

(6)三期高血壓的人群

指血壓值持續維持在大於180／110mmHg，並已產生多個靶器官的損害，如合併心、腎功能衰竭、腦溢血等併發症。

① 適宜的運動項目

這一人群僅適合進行各類放鬆性活動，如在有專人陪同的前提下，可以在小範圍內散步、做徒手體操等，還可以選擇超覺靜坐、手掌中轉動健身球等運動方式。

②運動量

心率宜控制在90～100次／分以內，隔天一次或每天一次，每次十五～二十分鐘，以運動後沒有不舒適為度。

③其他注意事項

運動中應該自然呼吸，不宜憋氣，不宜有彎腰低頭等動作。也可以配合其他非藥物輔助治療手段，例如，放鬆性按摩或穴位按摩，音樂療法，戒煙酒，飲食應低鹽低糖低脂肪、高維生素、蛋白適量，減控體脂及體重，多喝苦丁茶、烏龍茶或鐵觀音茶等。如果病情出現反覆，就需要停止各種運動，住院治療或臥床休息。

❷ 心電圖異常人群的保健處方

(1)竇性心率不齊

竇性心率不齊，多見植物性神經功能調節紊亂所造成，一般不需作特殊治療，也可以服用一些調節植物性神經功能的藥物，如穀維素、B族維生素等。如果沒有其他病理基礎，可以參加運動。

①適宜的運動項目

一般的有氧運動均適宜。

②運動量

應注意控制運動量，年輕人一般掌握心率在120～140次／分即可，中老年人則控制在120次／分以內為宜。大家應該學會在運動中通過數脈搏來了解心率的變化，以便及時調節運動量。如果能夠採用心率表，隨時加強自我觀察，則最理想。隔天一次或每天一次，每次三十～六十分鐘，以運動後沒有不舒適為度。

③其他注意事項

運動後，如果竇性心率不齊沒有加重，就可以照此運動量及運動方式繼續堅持下去；反之，則需要減少運動量或進一步檢查。

(2)竇性心動過速

有必要首先查清有無貧血及心臟、甲狀腺等臟器的病變？還應該警惕是否有預激綜合症的陣發性心動過速？如有，要請醫生先針對其病因進行治療。一般竇性心動過速，如果沒有病理基礎，多數是由於心肌泵力低下或植物性神經功能紊亂所造成，也可能受血管阻力增高或微循環不良因素的影響。

①適宜的運動項目

一般的有氧運動均適宜，但更適宜選擇步行、太極拳、靜氣功、瑜伽功等訓練，不宜進行其他劇烈的運動或勞動。

②運動量

應注意控制運動量，按照心率120～140次／分的小運動量強度進行運動，以免造成心肌負荷過重、心肌疲勞甚至損傷。隔天一次或每天一次，每次二十～三十分鐘，以運動後沒有不舒適為度。

③其他注意事項

應該注意睡眠充足，作息規律，勞逸有度，心胸豁達，少生氣，還可以多欣賞輕音樂。

(3)竇性心動過緩

首先需要查清有無病理性竇性心動過緩？如有，要請醫生先針對其病因進行治療。如果是單純性的竇性心動過緩，多數應該是心肌泵力良好的表現，所以，無須對其給予特殊關注。

①適宜的運動項目

一般的有氧運動均適宜。

②運動量

由於這種人群的基礎心率較慢，所以，在運動中不要過於追求一般有氧運動中所要求的靶心率標準，只要達到100次左右／分即可。隔天一次或每天一次，每次三十～六十分鐘，以運動後沒有不舒適為度。

③其他注意事項

為了改善對心臟功能的調節，每天可飲用茶水、咖啡及少量葡萄酒，還可以經常食用一些薑片、大棗等食物，起到輕微興奮或溫經活絡的作用。

(4)室性或房性早搏

①當出現偶發性早搏時，如果沒有病理基礎，可以參加運動。

a.適宜的運動項目。一般的有氧運動均適宜。

b.運動量。將靶心率控制在120～150次／分的中、小運動量進行運動，並應該經常在運動中了解心率的變化來調節運動量，如果能夠採用心率表，隨時加強自我觀察，則最理想。隔天一次或每天一次，每次三十～六十分鐘，以運動後沒有不舒適為度。

②當出現頻發性早搏時，如果沒有病理基礎，也仍然可以參加運動，但更應該嚴格控制運動量。

a. 適宜的運動項目

一般的有氧運動均適宜，但更適宜選擇散步、慢跑、太極拳、瑜伽等訓練，不宜進行其他劇烈的運動或勞動。

b. 運動量

將靶心率控制在100～120次／分的小運動量進行運動，並應該經常在運動中了解心率的變化來調節運動量，如果能夠採用心率表，隨時加強自我觀察，則最理想。隔天一次或每天一次，每次二十～三十分鐘。如果運動中及運動後，早搏沒有增加，反而減少，也沒有任何不適感（這在運動員中經常遇到），是一種良性狀態，則更不必顧慮，可以照此運動量及運動方式繼續堅持下去。反之，運動中或運動後早搏增加，或出現了不適感等，則應該減少運動或暫時停止運動，並做進一步檢查。

c. 其他注意事項

如果是由於心肌炎、冠心病等疾病造成的早搏，就應該首先治療疾病，而暫時減少或停止運動。

(5)一度房室傳導阻滯

如果沒有病理性基礎，可以參加運動。

①適宜的運動項目

一般的有氧運動均適宜。

②運動量

將靶心率控制在120～140次／分的小運動量心率進行運動，最好應用心率表加強觀察。隔天一次或每天一次，每次三十～六十分鐘，以運動後沒有不舒適為度。如果運動後房室傳導阻滯沒有加重，就可以照此運動量繼續鍛鍊。

③其他注意事項

如果是由於心肌炎、冠心病等疾病造成的I度房室傳導阻滯，就應該首先治療疾病，而暫時減少或停止運動。

(6)二度房室傳導阻滯

應該首先明確診斷，不宜參加激烈運動。

①適宜的運動項目

一般的有氧運動均適宜，但要減少運動強度和運動量。如可以選擇慢速或中速步行、徒手操、太極拳等運動。

②運動量

將靶心率控制在100～120次／分的小運動量心率進行運動，最好應用心率表加強觀察。隔天一次或每天一次，每次三十分鐘左右，以運動後沒有不舒適為度。如果運動後房室傳導阻滯沒有加重，就可以照此運動量繼續鍛鍊。

③其他注意事項

如果是由於心肌炎、冠心病等疾病造成的Ⅱ度房室傳導阻滯，就應該首先治療疾病，而暫時減少或停止運動。

(7)三度房室傳導阻滯

應該明確診斷，不宜參加激烈運動。

①適宜的運動項目

可以選擇漫步或慢速步行、徒手操、太極拳等運動。

②運動量

將靶心率控制在100次以下／分的小運動量心率進行運動，最好應用心率表加強觀察。隔天一次或每天一次，每次十五～三十分鐘，以運動後沒有不舒適為度。如果運動後房室傳導阻滯沒有加重，就可以照此運動量繼續鍛鍊。

③ 其他注意事項

如果是由於心肌炎、冠心病等疾病造成的Ⅲ度房室傳導阻滯，就應該首先治療疾病，最好在有監護的條件下進行運動，或暫時停止運動。

(8) 不完全性右束枝傳導阻滯

首先應該明確診斷，如果找不到明確病理基礎，一般不影響參加運動。

① 適宜的運動項目

一般的有氧運動均適宜。

② 運動量

將靶心率控制在一般水準上，即心率在120～140次／分的中、小運動量心率進行運動。隔天一次或每天一次，每次三十～六十分鐘，以運動後沒有不舒適為度。

③ 其他注意事項

如果是由於心肌炎、冠心病等疾病造成的不完全性右束枝傳導阻滯，就應該首先治療疾病，而暫時減少或停止運動。

(9) 完全性右束枝傳導阻滯

首先應該明確診斷，如果找不到明確病理基礎，仍可以參加運動。

① 適宜的運動項目

一般的有氧運動均適宜。

② 運動量

將靶心率控制在100～120次／分的小運動量心率進行運動，並應該學會在運動中了解心率的變化來調節運動量，如能夠採用心率表，隨時加強自我觀察，則最理想。隔天一次或每天一次，每次三十分鐘左右，以運動後沒有不舒適為度。如果運動後右束枝傳導阻滯沒有加重，也沒有不適反應，就可以照舊繼續堅持參加運動。

③ 其他注意事項

如果是由於心肌炎、冠心病等疾病造成的完全性右束枝傳導阻滯，就應該首先治療疾病，最好在有監護的條件下進行運動，或暫時停止運動。

(10) 左束枝傳導阻滯

應該明確診斷，不宜參加激烈運動。

①適宜的運動項目

可以選擇步行、徒手操、太極拳等運動。

②運動量

將靶心率控制在100～120次／分的小運動量心率進行運動，並應該學會在運動中了解心率的變化來調節運動量，如果能夠採用心率表，隨時加強自我觀察，則最理想。隔天一次或每天一次，每次三十分鐘左右，以運動後沒有不舒適為度。如果運動後左束枝傳導阻滯沒有加重，也沒有不適反應，就可以照舊繼續堅持參加運動。

③其他注意事項

如果是由於心肌炎、冠心病等疾病造成的完全性左束枝傳導阻滯，就應該首先治療疾病，最好在有監護的條件下進行運動，或暫時停止運動。

⑾ST－T缺血型改變

出現各種ST－T缺血型改變，均應高度重視，抓緊明確診斷，系統治療。適當的健身運動，對輕度ST－T缺血型改變的人群可以起到很好的輔助治療作用，如果完全不敢活動，對病情的控制和健康的恢復反而不利，但特別需要量力而行，寧少勿過。中度以上的ST－T缺血型改變的人群，一般不要參加運動。

①輕度ST－T缺血型改變

應明確診斷，抓緊治療，不宜參加激烈運動。

a.適宜的運動項目

只適合散步（慢速或中速）、徒手操、太極拳等運動。

b.運動量

將靶心率控制在90～100次／分鐘的小運動量心率進行運動。隔天一次或每天一次，每次十五～三十分鐘，以運動後沒有不舒適為度。

c.其他注意事項

堅持系統治療，按時服藥，定期復查，隨身攜帶急救藥品。應注意養成良好的生活習慣，盡量避免或緩解高血壓、高血糖、高血脂的影響。生活或工作節奏不宜緊張。少飲酒、不飲烈性酒。戒煙或逐漸減少吸煙量。盡量保持豁達樂觀的良好心態。

②中度ST－T缺血型改變

應明確診斷，抓緊治療，只適合漫步、靜氣功或太極拳練習，不宜參加其他運動。活動時，隨身攜帶急救藥品。心率應該控制在九十次以內，只要一出現異樣感覺，就要停下來，找醫師咨詢，決不能勉強。

③重度ST－T缺血型改變

應明確診斷，抓緊住院治療，並應進行心電監護，不宜活動，應該臥床休息。

3 糖尿病人的保健處方

首先，無論是患有I型或II型糖尿病，均需要到醫院請醫生制定專門的治療方案，在堅持系統治療的前提下，可以進行適當的健身運動。因為適當的體育鍛鍊，可以促進新陳代謝，改善肌糖元的氧化代謝及心血管功能，使最大攝氧量增加，體質增強，心情舒暢。適當的運動還可以提高人體對胰島素的敏感性，有利於降低病人的血糖和血脂，從而減少糖尿病的併發症。為了兼顧糖尿病人群的健身運動的安全和實效，運動時，不妨參照下面的建議進行。

(1) 適宜的運動項目

如步行、慢跑、游泳、自行車、舞蹈及健美操等。

(2) 運動量

將靶心率控制在100～120次／分的低強度心率進行運動。隔天一次或每天一次，每次三十～四十五分鐘，以運動後沒有不舒適、尿糖和／或血糖平穩為度。

(3)運動時能量消耗的參考值

糖尿病人每天爭取消耗大約300千卡的熱量，對病情的穩定有益，研究證明，做家務30分鐘＋慢速步行20分鐘＋24式太極拳練習一套，其耗能大約就相當於這個水準。

(4)需要格外遵循的膳食原則

①應該注重食物的多樣性，主食以穀類為主，適當多搭配一些粗、雜糧，總攝入量通常需要控制在250～350克／天。

②多食低糖分的水果，如蘋果、梨、山楂、草莓等，多吃蔬菜、薯類、奶類和豆類製品。

③魚蛋禽瘦肉適量，少食肥肉和葷油。

④清淡少鹽，每天攝鹽量應小於八～十克。

⑤不飲酒。

⑥三餐比例應合理，早中晚餐比例一般是百分之三十：百分之四十：百分之三十。

⑦還應特別注意飲食衛生。因為糖尿病人抵抗力差，特別容易感染疾病。

⑧進食量和體力活動消耗大致平衡，可以自己用體重計和體脂測量儀來進行同步測量，保持適當的體重和體脂率即可。

(5)肥胖的糖尿病患者

對於合併肥胖的糖尿病人，還很有必要減肥，可以在上述建議的基礎上，減少主食五十～一百克／天，並適當延長十～二十分鐘散步時間。

(6)服用降糖藥後

注射胰島素或口服降糖藥後，如果馬上運動，應預防低血糖反應，必要時適當加餐後才去運動。

(7)禁忌運動的警鐘

空腹血糖大於14mmol／l，尿酮陽性，合併有較重的心臟病、腎病、視網膜病變或周圍神經炎，急性感染，血壓較高或存在其他嚴重併發症時，只能做輕微活動或暫停運動。

4 肥胖人群的保健處方

一個永恆的話題及其誤區

肥胖和減肥，在物質生活條件獲得極大改善的現代文明社會，似乎已經成為了一個永恆的話題。但不少人對減肥的看法及具體操作，卻存在較大的隨意性，結果往往對身體健康造成了不應有的損害。無可置疑，減肥的前提只能是因為身體肥胖，所以，我們應該對肥胖首先要有一個科學的認識。

大家知道，每個人都有一個理論上的標準體重和體內脂肪所占體重的百分比，即體脂率，它們是經過人群普查及統計學處理後，得到的一個平均範圍，本身就不是絕對的。當體重超過標準體重時，通常有兩種情況，一種是體脂率未超過標準比例，只是因為機體的骨骼及肌肉等比較發達，瘦體重比例過大而造成的，我們稱之為超重，他們並非真正的肥胖，是不需要減肥的；另一種是體脂率超過標準比例，這才是真正的肥胖。

正常體脂比例，一般成年男性為百分之十五～二十五；女性為百分之二十～三十，並隨年齡而變化，如果體脂率超過標準，才需要減肥。

目前，有一些人，特別是女性，並不了解自己的標準體重值，更不了解自身的體脂率，僅僅稱一稱體重就主觀認定自己肥胖，並盲目地為自己制定一個追求值，開始節食減肥，這確實是不可取的。因為，減肥需要首先判定是否真正肥胖，然後尋找肥胖的原因，有針對性地制定相應的控減體脂體重的計畫，才會安全有效。

值得強調的是，有些肥胖是可以由一般的減肥措施來改變的，但有些卻是因疾病所造成，需要對原發病進行治療。另外，單獨的節食，也不是正確的減肥方法。

肥胖的原因及分類

肥胖實際上是一種症狀，通常稱肥胖症。它與遺傳、神經——精神及內分泌調節紊亂、物質代謝失調、攝取過好過多、活動減少等因素有關，一般按照有無內分泌—代謝疾病等，分為兩類：

①單純性肥胖

一部分自幼就肥胖，大多因為營養過度加上遺傳因素，體內脂肪細胞增生肥大而成，這部分人單以飲食控制不易見效，所以，又稱為體質性單純性肥胖；另一部分是發育過程中因營養過度引發，雖然也有遺傳因素，但脂肪細胞單純肥大而無增生，飲食可控制其肥胖程度，故稱獲得性肥胖。

②繼發性肥胖

有內分泌—代謝性疾病，如下丘腦性、垂體甲狀腺及性腺功能減退、胰源性、腎上腺皮質功能亢進等，均不在本書討論的範圍。

五把交椅，對號入座

通常用來判斷肥胖有五項指標，作者稱為「五把交椅」，即體重、體脂率、腰圍、腰臀比和體重指數，讀者在判斷自己是否肥胖時，不妨對號入座。

①分量夠不夠？

這裡指體重，這也是人們平時衡量肥胖依據最多的一個指標。以前，由於沒有自己的標準，就曾經借用西方的標準，成年人定為：

男性＝身高（cm）－100（單位為公斤）

女性＝身高（cm）－105（單位為公斤）

後來，發現這個結果普遍偏高，又改為：

男性＝【身高（cm）－100】×0.95（單位為公斤）

女性＝【身高（cm）－100】×0.90（單位為公斤）

現在不少人還在沿用這個標準，並允許上下浮動±10%。但是，單純依據體重指標，很難將超重與肥胖區別開來。

②**中盤凸不凸？**

這裡指腰圍，是衡量肥胖的一個簡易指標，因為腹部脂肪蓄積，是肥胖最先出現的一個變化，而腰圍測量又比較容易，所以，它不失為是判斷肥胖一個好方法。一般正常值定為：

男性 ≧ 85公分（2.55尺）

女性 ≧ 80公分（2.40尺）

但是，由於每一個人身體的骨骼架和肌肉的發達程度不一，腰圍的個體差異也較大，故單純腰圍常常也很難對肥胖下定論。

③**比例合不合適？**

這裡指腰圍和臀圍的比率，是衡量肥胖的又一個簡易指標，它的意義與腰圍類似，這個比例的增加，反映了機體向心性肥胖的出現，一般正常值定為：

男性：76%～90%

女性：71%～86%

這個指標的缺點是，肥胖過程中，當臀部脂肪堆積的程度較高時，也會掩蓋腰臀比例的失調。

④分段沉不沉？

這裡指體重指數，是目前國際上通用衡量肥胖的一個指標，即體重指數（BMI）＝體重（千克）÷身高（m^2）。中國肥胖問題工作組根據二十世紀九〇年代中國人群有關數據的匯總分析報告，首次提出了適合中國成人的肥胖標準為：

體重指數（BMI）≧24為超重

≧28為肥胖

但是，它也存在一個明顯的缺陷，當骨骼、肌肉發達，瘦體重高時，體重指數的增高只能反映機體的強壯，而不是肥胖，這在運動員、體力勞動者均十分普遍。如果單純依據體重指數，往往會發生誤判。

⑤肥肉多不多？

這裡指體脂率，它實際包括皮下脂肪和臟器周圍脂肪等，作者認為它是判斷肥胖的最客觀指標，不過，因為它隨著年齡增長而變化，進行自身的動態比較更好。中國成人的標準為：

男：15％～25％

女：20％～30％

雖然體脂率對判斷肥胖最為客觀，可惜至今還沒有一種精確的檢測方法。目前，檢測體脂率的方法其實很多，常用的有皮褶測量法、水下稱重法、超聲波測量法、阻抗測量法等。

其中，以皮褶測量法最為簡便，也十分容易普及，只需購置一個皮褶卡尺，分別測量肩胛下、三角肌下及腹部的皮褶厚度，代入公式，即可計算出體脂率，但是誤差較大，可比性不理想。

近來，從韓國引進的百斯人體成分分析儀（In body 3.0），即根據阻抗測量法的原理研製而成，但它將以往的貼敷式電極改良為八個接觸式電極，操作快速而簡便，只要受檢人赤腳站到儀器的踏板上，雙手握住兩個電極棒，瞬間，便可得到包括體重、標準體重、瘦體重、脂肪體重、骨重量、肌肉形態（蛋白質、無機鹽、脂肪及水分含量及其在左右上下肢和軀幹部位的分布是否平衡）、體重控制建議等內容豐富的一張報告單，十分方便實用，但價格昂貴，適合團體購買。

而中日合資生產的（歐姆龍）手握式體脂檢測儀，雖然只有體脂率和身體脂肪重量兩個指標，但重複性很好，可比性強，僅幾百元的價格，非常經濟實用，適合家庭添置備用。

肥胖者的健身運動

由於肥胖的原因十分複雜，本文只限於對單純性肥胖者提供參考。肥胖者參加和養成健身運動的習慣格外重要，因為許多事實都證明了，只有在科學運動的前提下，配合其他減肥措施，才能實現在維護身體健康的前提下，取得理想的減肥效果。

中國醫學認為「胖人多氣虛」，實際上肥胖者確多合併有肺泡低換氣綜合徵及心血管系統症候群，例如，稍一活動就氣喘吁吁，心跳加速。所以，肥胖的人不願多活動的結果是越來越不能多活動，於是也就越來越胖，形成惡性循環。因此，從醫學的角度來看，減肥的主要目的，並不只是為了形體更漂亮一些，而首先是為了健康。營養的平衡固然十分重要，但適當的運動就具有更加積極的意義。

減肥者主要應進行以消耗體脂為主的有氧運動，即低強度、長時間的運動。在運動時，中青少年人群，心率需控制在120～130次／分，並且需要維持這種心率連續運動三十～四十五分鐘以上，還不包括準備活動及整理活動的時間，每天或隔天一次。

如果年齡較大的中老年人，或已經患有慢性病的人群，則可以降低運動強度，將心率控制在90～110次／分，也可參照前面相關運動方法的內容，根據個人的具體情況作靈活安排。

運動項目仍然以周期性項目為宜，如健身走、慢跑、爬山、游泳、划船、跳繩、扭秧歌、舞蹈及健身操等，或全民健身路徑中的橢圓機、健騎機、跑步機等練習，運動量應循序漸進，更關鍵的是需要長期堅持。

減肥的營養對策

①合理膳食是基礎

單純性肥胖者，除攝取量大於消耗量所造成的營養過剩以外，還存在營養不平衡、重要營養素缺乏、營養吸收不平衡等問題，進而引起內分泌及脂肪代謝失調，導致脂肪大量堆積，產生肥胖。所以，營養措施對減肥的效果也十分重要。

概括來說，要養成和堅持平衡膳食的良好習慣，注重營養素的齊全和均衡，在減肥期間，還應選擇適度的熱能攝取負平衡標準，即要低於通常的生理需要量。具體建議請參考本文在「四字經」的合理膳食部分內容，絕不主張盲目節食。

②可以適當選用減肥食品

作為一種輔助手段或短期突擊手段，也可以適當選用減肥食品，但選用前，需要對減肥食品做一些了解。減肥食品的種類很多，其作用機理主要有：抑制食慾、加快排泄、減少吸收、飽腹感和低熱卡等。在抑制食慾的減肥食品中，往往含有對身體健康有礙的成分，最好不用。加快排泄的減肥食品，是增加胃腸蠕動，使其快速通過消化道，達到減少吸收的目的。由於排便次數增加，會造成體液及電解質等流失，引發機體水鹽代謝失衡，也不可取。在減少吸收的減肥食品中，許多採用了含熱卡低的食品，並做了脫水及壓縮等處理，攝入後，可以在胃腸道吸水膨脹，產生飽腹感，但可提供的熱能極少，達到減肥的目的。但由於在配方上，有些常不注重相關營養素的補充，就容易引發營養不良及體力下降。

近來，營養學家越來越多地關注用全營養素減肥的研究，作者認為這將成為減肥食品的主流。由於全營養素對健康不會有絲毫負面影響，只要根據每天計畫的供熱量，用全營養素部分地，或完全地替代三餐的進食，就可以按不同的速度達到減肥的目的。

有趣的是，對瘦弱者，在三餐隨意攝取食物的前提下，增加全營養素一～二次，還可達到強壯及增加體重的另外一種目的。

③ 螺旋藻療法

在三餐前半小時，均服用純螺旋藻片三～五克，由於螺旋藻片崩解後，可以黏液狀附著在胃黏膜上，既給機體提供均衡的營養素，又可以降低食慾。在這個基礎上將原先的進食量減少三分之一～二分之一，一般不會出現饑餓感。但如果晚上出現饑餓感時，加服一次純螺旋藻即可。

④食醋療法

在沒有胃潰瘍及其他胃酸過多疾病的前提下，可以將食醋50毫升（一兩）用水稀釋十～二十倍，作為飲料少量多次飲用，在白天飲用完。但不能直接飲用未經稀釋的醋，以防對胃黏膜產生不良刺激。

這個方法在實用中，效果比較好，讀者如果有興趣，也不妨試一試。當然，也可以在三餐飲食中，採用各種方法，如在調料裡、湯裡或菜餚裡添加一些醋，大約每天能吃進去一兩醋，同樣也很好。

⑤適當選用減肥套餐

為了在較短的時間裡，先將過多的體脂減下來，也可以適當選用減肥套餐的辦法，本文就為讀者介紹一個具體的減肥套餐例子：時間七～十五天。

在堅持訓練計畫、不額外進食和不飲用含糖飲料的前提下，把原來習慣的早、中餐減少百分之三十～五十；晚餐進食蘋果、芒果、草莓、葡萄、桃或西瓜等水果，共計五百～七百五十克；涼拌黃瓜、西紅柿等蔬菜（不加糖）共五百克；主食只吃約五十克窩窩頭、黑麵包等粗糧，也可暫時不吃主食；如果能夠買到純螺旋藻片，在進食前三十分鐘和晚間各嚼服五～十片（約三～六克），既可以緩解饑餓感，又可以補充營養。

5 防治運動性低血糖

糖是機體生命活動最基本的能源

人體的生命活動需要熱能，運動人體對熱能的需求則數量更多、質量更高、組合更嚴格、針對性更強。糖是供能的主要成分，因為糖是可以進入血腦屏障的惟一熱能物質，腦及神經系統對低血糖尤為敏感，它的補充對機體生命活動與運動能力的保持及增強，具有十分重要的意義，故血糖必須維持在5 g（即100 mg／100 mL左右）才有利於保證腦及神經功能的營養需求。低血糖即可首先引發神經反應，如頭暈、眼花、心率加快等。

另外，肌糖原是運動中重要的直接能源，當肌糖原下降較多時，易造成肌力以及耐力水準下降，尤其對耐力的影響更明顯。因此，參加較長時間的運動，事前應十分重視糖的補充，以增加體內糖原儲備。

補糖方法有竅門

①主食要吃夠

正餐時，主食一般應該不少於一百五十～二百克。

②補糖時間要得當

運動前二十分鐘內，可吃一些甜點心、巧克力，喝一百～二百毫升百分之五～百分之十的糖水或含糖的飲料，但是應該避免在運動前三十～四十五分鐘期間補充糖，因為研究證明，此期間補糖容易誘發機體「胰島素反應」，反而會使血糖在運動中急劇下降，對健康和運動能力造成不利的影響。

學會應對低血糖

運動中出現頭暈、眼花、心悸、噁心、嘔吐等低血糖反應時，首先要停止運動，立即坐下或平臥，使頭部的供血得到保障，以防止出現暈厥。如果有條件，立即喝一些百分之五～百分之十的糖水或含糖的飲料。氣候寒冷時，需要保暖。氣候炎熱時，需要陰涼通風。經過上述處理後，一般均能夠緩解，萬一症狀還不能緩解，就需要請醫師進一步診治，或保持平臥位送去醫院治療。

第六章　不能小瞧水和電解質的補充

1 補充不足，自討苦吃

人體所需要的水分一般是由食物、飲料和體內代謝產生的水分來提供的，而電解質（又稱無機鹽）則往往只由食物來補充。由於在參加體育運動過程中，體內水和電解質的流失相對集中、時間短而數量大，例如：長跑一小時，體液的流失可達體重的百分之一·五～百分之三，其中主要就是水分和鈉、鉀、氯、鎂、鈣等電解質。

根據出汗多少、項目特點、強度、季節、運動時間、食鹽量及個人習性的不同，在流失量上有所差異，但水和電解質丟失的量肯定都會大大超過平時，因而就會不同程度地造成血容量減少。尤其在流失較多時，還會進一步引起機體細胞內、外液滲透壓調節的紊亂，破壞了體液的酸鹼平衡，進而影響神經肌肉的興奮性、體溫調節及某些酶及激素類活性物質的合成與功效，進而導致尿少，心率加快，體溫增高，對體內供氧、供能以及代謝產物的排泄均有重要影響。再發展下去，還會引起噁心、暈厥或休克等中毒症狀，甚至還會對生命造成威脅。

可見，及時補充在體育運動中流失的水及電解質（特別是在炎熱的季節），不但是保持良好運動能力的需要，更重要的是維護人體健康的需要。補充水和電解質，不僅僅對運動員，而且對參加健身運動的每個人都是十分重要的。

❷ 補充水分有講究

應遵循保持水平衡和少量多次飲用的原則，即大體上能夠維持運動前後體重的一致。具體說來，運動前補充二百～三百毫升，有助於預防運動中脫水及胃腸功能紊亂；運動中每次補充一百毫升左右，可及時防止體力下降；如果在夏季進行較長時間的運動，可以每小時補充一～二次；運動後及時補充二百～三百毫升，可以加快恢復過程。特別需要注意避免補水過多，否則可能因為體液滲透壓的下降，大量水分進入細胞，引起細胞腫脹而導致水中毒。

另外，還應注意運動後不宜立即飲用冰水，這樣容易引發胃腸道痙攣，但也不宜喝過熱的水，容易因解渴心切而燙傷口腔或消化道，故水溫應以十～二十度為好。

❸ 電解質補充高低不就

如前所述，在水分丟失的同時，也丟失了大量的電解質，所以，補水時還應考慮同時補充電解質，而且還特別要注意所補充的電解質濃度，不能超過正常體液的滲透壓。如果單純補充水分，因其滲透壓比體液滲透壓低，不但達不到補水的目的，反而會造成更多的細胞內電解質的流失，而且出汗及排尿也會增加，實際上更加劇了脫水。

但過多補充電解質，也不可取，因為滲透壓過高，使細胞內液更快外滲，從而加劇細胞內脫水。正確的方法是：應該在所補充的水中添加鈉、鉀等電解質，濃度接近百分之〇・九～百分之一的等滲液濃度，即每一千毫升水中，電解質的總量不應超過九～十克。為了方便實用，我們可以在運動時，用一般飲用水，按比例加入一點食鹽。淡淡的鹽水，雖然只是補充了鈉離子，但也能為你解決一時之需。也可以選擇市售的電解質飲料。

當然，電解質的補充還可採用飲料與食物並重的方法，在三餐中，多攝取含鹽多的食品及含鉀豐富的果、蔬、肉、魚等。

由於鈣、鎂等無機鹽不易添加到飲料中，還應重視從富含鈣、鎂的食品或強化營養品中補充，如常食用牛奶、豆製品、蝦皮等。

第七章　增添活力的運動保健品

為了能較快地擺脫「亞健康」狀態和增強科學運動的效果，我們還可以適當選用一些運動保健品。雖然運動保健品源於運動員的需要，通常它們包括運動飲料、運動食品和運動補劑三大類。

但是，隨著全民健身運動的蓬勃發展，這些運動保健品及其相關知識對於廣大群眾同樣具有一定的參考價值，下面就作一些簡單的介紹。

1 運動飲料和食品形同孿生兄弟

為何而得名

它們比一般飲料更能糾正運動人體出現的糖原、無機鹽、維生素及其他營養素的耗竭、脫水、氧債及血乳酸堆積等內環境失調，從而起到消除疲勞、增強體力、穩定心理、最終提高體能和保障健康的功效，我們稱這類具有特殊功能的飲料和食品為運動飲料和運動食品。

離開這哥兒倆行不行

因為人體在各種活動中經常消耗體內能量、水分、電解質、微量元素、維生素和其他營養素，補充這些損耗需要攝入各種食物，過去基本的是靠一日三餐。但隨著社會的發展和進步，人民物質文化生活水準的提高，為了及時補充機體的損耗，補償因種種原因所造成正餐食物營養素的不足等，用特殊的飲料和食品來進行補充，對人們來說具有越來越重要的意義。

大家知道，在工作、學習或體育運動時，體內糖原消耗過多時，會引起體能下降，出現頭暈眼花等；蛋白質消耗過多，會導致免疫功能下降或貧血；大量出汗使體內水分和無機鹽丟失，從而出現心慌、氣急、無力或肌肉抽搐等。

近年還發現，各種人體所必需的微量元素的不足，會影響到人體正常的新陳代謝過程，從而延遲了疲勞的消除過程，對保持旺盛的工作能力不利，尤其對青少年的發育造成不利的影響。

過去僅以食物補充，侷限性太大。因而，現在人們常常在工作、學習或體育運動的間隙，用飲料和食品來補充自身能量、水分、電解質、微量元素和維生素的損失，已經被公認為是不可缺少的一種手段。

運動飲料的大家族

我國運動飲料的蓬勃發展，顯示了體育科研與生產相結合，為競技體育和全民健身服務的正確方向和強大的生命力，也顯示了中國運動飲料的廣闊前景。從它們配方的特點，大致可以分為以下幾類：

①果汁型飲料

含一定量的天然果汁，對糖、維生素、無機鹽、微量元素等營養成分進行了不同側重的強化和調配，既增強了營養價值，又具有良好的口感。例如，「佳得樂」「康比特」和「偉特」系列飲料等。

②藥物型飲料

在一般果汁型飲料配方的基礎上，增加一定量的中藥材，集清涼解渴、養生滋補為一體，對發掘和開拓中國醫藥學寶庫作了有益的嘗試，有的採用白芍為調香劑，更多的則是添加人參或人參莖葉皂甙，還有少數是將復方中藥液調配到飲料中，例如，少林口樂。

③野生果汁型飲料

我國有豐富的野生果資源，其中最有醫用價值的如刺梨、奇異果（獼猴桃）及沙棘果，它們所含的維生素C是一般水果的幾倍到幾十倍，還含有其他對人體有益的特殊成分，引起了專家們廣泛關注和運動員好評。例如，刺梨飲料、沙棘精飲料等。

④礦泉水飲料

有的採用礦泉水作配料，取其既無污染，而又含豐富的礦物質之優點，提高了飲料的質量。但是，近幾年來的發展趨勢卻是採用純天然礦泉水，不再添加其他營養成分，強調其補充人體無機鹽和微量元素的功效。遺憾的是，單靠天然礦泉水所含的無機鹽數量，還不足以滿足運動人體的需要。

另外，目前市場上礦泉水的假冒偽劣商品不少，有些還不如自來水，在選用時應予以注意。

⑤可樂型飲料

以焦化糖和可樂香料為特色，含有咖啡因，可以產生輕度的興奮作用。但由於飲料充入大量碳酸氣，飲用後會出現打嗝、胃脹感等，所以，並不適合運動時飲用。

⑥果肉及果茶型飲料

含有豐富的維生素，加上它的主要添加物肉眼可見，讓人感到物有所值，這是一類頗為暢銷的產品。

這些飲料就其功效而言，不外乎又大致可以分為清涼解渴型、營養型、保健型幾類，雖然各類運動飲料配方不同，但是又有其共同性，這就是它們都力圖追求更好的保健和消除疲勞功能，其發展趨勢是集上述幾種功能為一體，所以，運動飲料比一般飲料更適合於從事各種體育活動或體力勞動的人飲用。但是，由於它們所含的無機鹽一般比較多，會加重腎臟的負擔，所以，嬰幼兒和老年人不宜多飲強化電解質的運動飲料。

運動食品的新潮流

體育愛好者可以從目前最具代表性的四大類食品中來選擇運動食品，它們包括：大豆分離蛋白類、蜜源花粉及蜂產品類、螺旋藻製劑類和全營養素類。

①大豆分離蛋白類

大豆分離蛋白，雖然是用大豆作原料加工而成的一種植物蛋白，但它又已經不是一般意義上的植物蛋白。因為，它將大豆中的蛋白質，分解成單個氨基酸，再按照聯合國衛生組織為兒童和成人所提出的優質動物蛋白基本氨基酸組合模式的要求，重新組合而成的一種新型蛋白質。

它的消化率很高，甚至超過了最優質的動物蛋白，能較好地維持著體內的氮平衡，從而滿足了人體對氨基酸和蛋白質的要求。

另外，它所含脂肪很低，可以達到百分之五以下，還可以根據不同的消費人群，對鈣、磷和鉀等元素進行不同比例的強化，因此對肌肉組織、酶系統及與其他必需元素協調作用的加強，而最終增強了健康和運動能力。如康思德蛋白粉、安利蛋白粉。

②蜜源花粉及蜂產品類

無污染的蜜源花粉，製成的天然蜂花粉產品，含有二十多種氨基酸、十多種維生素和微量元素，活性酶保存也相對完整，人體吸收利用率高，無毒、無致畸、無致突變等作用，它是一種維護運動員正常生理功能、提高人體運動能力理想的營養源。但必須是採用先進破壁工藝的花粉，否則人體難以吸收。蜂產品類別就更多了，如各種優質的蜂王精和蜂膠製品，也都可以作為運動食品使用，只是市場上這類產品良莠不齊，需要注重品牌選購。

③螺旋藻製劑類

螺旋藻是一種海洋生物，也是一種理想的綠色保健營養食品，富含蛋白質、多種維生素及氨基酸，被聯合國糧農組織作為一種新的營養源向世界推廣，一些國家的運動員早已經將其用於賽前體能儲備及賽後體力恢復，它尤其受到歐美運動員的青睞。我國近十年來才開始較大面積地人工養殖螺旋藻。

根據我們自己的研究也證實了：服用純螺旋藻，可以改善機體的鐵儲存狀況，提高了血清鐵蛋白含量和利用率，血紅蛋白明顯增高，機體造血功能得到明顯加強，進而增強了細胞色素C氧化酶的活性及體內生物氧化過程，改善了組織對氧的利用率，提高了機體的最大有氧能力，使耐力明顯提高；另外，純螺旋藻還能夠改變免疫細胞的含量，如增加了體內輔助性T細胞（T４）含量，提高了輔助性T細胞，與抑制性T細胞（T８）的比值（T４／T８），因而增強了細胞免疫功能。所以，螺旋藻素也是一種有益於維護人體正常生理功能和提高人體運動能力的新的營養源和新的藥物資源。服用時，應選擇純螺旋藻製劑為佳。

④全營養素類

為了能夠比較方便而均衡地補充運動後體內各種營養素的損耗，一類含有特定比例的蛋白、脂肪、糖、多種維生素及微量元素的粉劑食品問世，只需要用溫熱水一沖，就能食用，效果也很明顯，這類粉劑食品就是全營養素。

由於服用人群不同，目的不同，它們的配方很多，產品也很多，但按照食品法的要求，所有品牌產品，在它們的包裝說明上，都十分詳細地羅列出全部營養成分及含量，例如安力加、安利等產品。因此只要認真閱讀，就會選擇到一種適合自己的全營養素。

哥兒倆都不是藥

目前，在運動飲料和運動食品的研製上有一種傾向，原本應該是作為運動補劑的產品，為了回避投資大、周期長、審查嚴、報批難，而改頭換面將其本來屬於藥物的成分減量後，取名為各種運動飲料或運動食品，以圖避開藥檢部門的審批，直接從食品部門打入市場，以獲取經濟效益。但是，在宣傳上仍然突出它們所含藥物成分的功效，這對消費者是極不嚴肅和不負責任的做法。

大家知道，運動飲料和運動食品畢竟只是一種特殊的飲料食品而已，它們絕對不是藥物，因為凡是藥物都應有它的服用劑量和療程，飲料和食品中不可能也沒有必要達到這樣的量，人們亦不可能像服藥那樣按照療程去應用飲料和食品。儘管它們含有某些藥物成分，但大都是藥食同源的成分，其有效量微乎其微，根本不可能與這些藥物成分本身的治療功效相提並論。

所以，我國和許多國家的食品衛生法都明文規定，飲料和食品的包裝說明及其宣傳文字，只允許注明內含各種成分，而不允許出現任何宣揚其藥理和誇大保健功能的內容。這一點，希望能引起大家足夠的關注，在選用運動飲料和運動食品時，一定要分辨其真偽，不要輕易被不實的宣傳誤導而上當受騙。

2 新穎的運動補劑

特殊的另類保健品

運動補劑可以被看作為一類高質量的營養品，也可以被看作為一類特殊的藥物，它們對人體某種運動能力或綜合運動能力有明顯增長。它們可以是新研製出來的藥物，也可以是增加了「運動臨床」試驗後，開發出具有增加人體運動能力之功效的其他市面沿用的補劑。

運動補劑既屬於營養品的範疇，但又不完全等同於一般的營養品，因為它需要具備補充運動人體特殊損耗以及促使運動性疲勞消除、改善和提高機體運動能力的功效，長期服用還應安全無害，不得含有任何國際奧委會所禁用的成分。因此，並非所有的營養品都可以用來作為運動補劑的。

加快體力恢復的功臣

隨著體育事業的蓬勃發展和參加體育運動的人越來越多，對營養品的需求有了更高的要求，它已經成為消除運動性疲勞、加快恢復和增強體能的綜合措施當中不可缺少的一環。怎樣合理應用運動補劑，已成為運動員和廣大群眾都十分關注的問題。

國內外的運動醫學工作者，早先在運動補劑的領域中，只是較多地研究和使用各種維生素、鐵劑、葡萄糖及三磷酸腺苷等醫學臨床上常用的營養藥物，以求糾正因大運動量訓練而造成的維生素缺乏症、貧血、低血糖等，對維護運動員的健康，起到過積極的作用。但是，隨著運動技術水準的飛速提高，一般性的營養藥品對超負荷機體單純的補充，已不能滿足恢復的需求。

運動訓練不當，生理機能極易發生種種失調，可以表現為單一系統的功能紊亂，也可以是兩個以上的系統功能紊亂。加上運動損傷發生率高，年齡跨度較大，各種運動項目對身體素質的要求存在很大差異等，因此，對於運動補劑的需求也就越來越高。

在研製運動補劑的進程中，大體上分為兩個方向：按照西方醫學和營養學的模式，仿製不同配方的運動補劑；按照中醫藥的理論，對運動人體經過辨證後，提煉出不同的中藥方劑。為了使廣大體育愛好者能夠正確選擇，下面將一些運動補劑的生力軍簡單地介紹給大家。

提煉合成類運動補劑立竿見影

①乳清蛋白和各種氨基酸製劑

是支鏈氨基酸含量最豐富的一種蛋白質，它們對機體內分泌系統的影響較大，可以減少和糾正因運動過量所造成的一些內分泌失調現象。例如：安力加沖劑。

②各種復合維生素製劑

體育運動可以增加維生素的消耗，為了維持機體正常的新陳代謝，有必要補充一些維生素，比較簡便而有效的方法是選擇復合維生素製劑，例如：善存片和21金維他。

③各種鐵製劑

在運動時，特別是耐力運動，因大量出汗及紅血球破壞的增加，會導致鐵的丟失。鐵的需要量一般為二十～二十五毫克／日，本來並不多，但鐵的吸收率較低，往往僅從食物補充會產生不足。所以，血色素較低或貧血的人，參加體育運動時，可以補充一些鐵製劑，例如，硫酸亞鐵、富馬酸鐵、海默菲、卟啉鐵、琥珀酸鐵及枸櫞酸鐵等，其中卟啉鐵是人體紅細胞的構成成分，它進入人體，通過腸黏膜吸收後，直接參與人體紅細胞的合成，其生物利用率較高，且無任何副作用。例如：紅桃k補血劑。

④關節軟骨活力素（又名關節靈）

它的主要成分是葡萄糖胺硫酸鹽，由蛋白糖、膠原蛋白、軟骨蛋白粉組合而成。這類物質是組成軟骨組織的基本元素，隨著年齡的增加及營養的不平衡，加上運動的損耗，這類物質在體內容易逐漸缺乏，進而造成了關節軟骨的損壞及功能的退化。

服用關節軟骨活力素後，很快就會被關節的軟骨組織所吸收，參與細胞再造，並還可促進細胞之間連接。

這種連接對老化受損的軟骨提供補充、滋潤及修復，減少關節液的滲出，促進吸收，因而預防各種運動對關節軟骨的磨損以及已經形成的運動性骨關節病等，均有明顯的效果，且沒有任何副作用。所以，在健身訓練中，常服用關節軟骨活力素對保護負荷比較大的關節軟骨，大有裨益。

⑤肌酸及高效載體肌酸

肌酸的攝入，可以顯著提高肌纖維內游離肌酸與磷酸肌酸的含量，促進運動後磷酸鹽儲備的迅速恢復，加快肌纖維利用氨基酸合成蛋白，實現細胞擴容，可以滿足肌肉組織修復的需要，提高肌肉的加速能力、變速能力及衝刺能力。因此，對於希望增長肌肉塊、增加爆發力和速度的運動愛好者，是一種非常理想的運動補劑。

服用肌酸時，應注意不要用量過大。為了提高療效並減少副作用，大眾應選擇生理需要量，即每天二～三克即可，在運動前三十～六十分鐘服用，連續服用四週或更長的時間。肌酸原本就是機體的成分，所以在補充生理需要量時，不會有什麼副作用，如果能用果汁調服，果汁中的維生素C等，會提高肌酸的活性，效果會更加明顯。

⑥左旋肉鹼或乙酰左旋肉鹼

能激活丙酮酸脫氫酶，活化葡萄糖有氧代謝途徑，延遲乳酸的堆積，還能促進脂肪氧化，節省糖元及蛋白，提高耐力，延長運動時間。

對進行減肥訓練的人群，應用左旋肉鹼或乙酰左旋肉鹼，真可謂一舉兩得，既可以保證長時間運動的體力，又能促進脂肪氧化，動員脂肪庫中脂肪的分解，從而提高了減肥的效果。

⑦小蘇打（碳酸氫鈉）

是一種良好的乳酸緩沖劑，它對於運動後肌肉酸痛的緩解，加快體力恢復，具有一定的作用。但由於它對內環境的酸鹼平衡影響較大，所以不宜過量。建議比較長時間的運動後，在五百毫升水中，加入四～五克小蘇打飲用即可。

⑧谷氨酰胺

是肌細胞內濃度最高的氨基酸，是肌肉蛋白合成的重要物質基礎之一，服用後，有助於脂肪動員，糖元節省化，減少血氨堆積。此外，谷氨酰胺提供給絕大多數免疫細胞的能量，當機體處於激烈運動狀態時，谷氨酰胺大量釋放入血液中，加快各種特異蛋白合成，造成血清谷氨酰胺濃度的大幅下降，造成淋巴細胞能量不足，進而造成免疫功能下降。因此，在激烈運動後，應該適量補充谷氨酰胺。建議每天二～三次，每次一～二克。

中國醫藥類運動補劑功力綿長

眾所周知，中國醫藥學在滋補藥材以及滋補方劑的運用上，具有非常豐富的經驗和獨特的功效。中醫認為，人體有氣、血、陰、陽之分。過勞時，如激烈的體育運動中，機體會產生耗氣、失血、傷陰、亡陽或臟腑功能失調等變化。

按「虛則補之」「損則益之」的原則，扶助人體氣血之不足，協調人體陰陽之偏衰，調和臟腑之功能，扶正祛邪，從而保持旺盛之生機，有利於恢復和提高運動能力，也有益於健康。

基於這種觀點，我國運動醫學工作者進行了長期、大量的研究，取得了許多成績，主要體現在以下幾個方面：

①對經典方劑的拓展

有一些古方，歷來受臨床醫學的好評，運動員也時有應用，感覺尚好。但是，這些古方對人體運動能力究竟有什麼影響？能否作為運動補劑常規使用？還缺乏現代測試手段和客觀指標所驗證。

因此，透過對一些古方製劑進行了系統的應用和觀察，論證了它們作為運動補劑的獨特效果，如「生脈飲」「八珍丸」「十全大補丸」及「六味地黃丸」等，對於運動不當，過於疲勞引起的氣虛、血虛、腎虛等有較好的效果。

②對單味藥材的應用

由於中醫常用人參、黃芪益氣，用當歸、阿膠、何首烏補血，用西洋參、枸杞子、龜板、鱉甲滋陰，用鹿茸、蛤蚧、蟲草壯陽等。

因此，有一些體育科研部門就觀察應用這些藥材嚼服、泡藥酒、炖烏雞湯、炖甲魚湯、熬藥粥等方法，來解決運動造成的種種失調，加快機體的恢復和運動能力的提高，也取得令人滿意的成果。

③對新產品的開發

指專門以運動人體的特點為依據，設計出新的配方，然後完全按照我國新藥申報程序，形成新產品後投入市場。這是一項比較正規、難度較大、時間較長而且投資較高的課題研究，所以，目前選擇這種課題研究的單位不多。

原國家體委營養藥研究組和桓仁藥業曾經做過一次成功的嘗試，合作研製開發純中藥複方運動補劑「雷龍片」取得成功，並獲得衛生部新藥證書。由於「雷龍片」具有促進糖元合成，抗心肌缺氧，增加左心室泵力及心搏出量，降低血液黏度，改善微循環，增加血清總蛋白含量及機體耐負荷能力，明顯改善身疲乏力、腰膝酸軟、手足冰涼、舌淡苔白、脈細弱等腎陽虛症候群，而且安全無毒副作用，適合有腎陽虛的運動愛好者選用。

④ 對野生資源的開發利用

例如，由含有豐富維生素C的沙棘果汁濃縮而成的「沙棘精」和「刺梨汁」，具有較好抗疲勞、抗心肌缺氧以及糾正運動性貧血的功效。用紅景天精制而成的各種補劑，也具有一定的消除疲勞、抗心肌缺氧和增強體力的效果。

要不要補，得先搞清楚

前面提到，運動補劑實際上是一種特殊的藥物。既然是藥物，就有其針對性和適應症。運動補劑不但適合於運動員，同樣適合於健身愛好者和體力勞動者。運動人體的變化因人而異，所以，選用運動補劑時，既不能千篇一律，也切忌隨心所欲進補，否則，反而會給機體帶來各種副作用。

因此，使用運動補劑前，應詳細閱讀說明書，要遵照其服用方法、劑量、療程等用藥。如果參加運動後，完全能夠自然恢復，就沒有必要再服用運動補劑了，它只是一種必要時的輔助手段，而不是必需的恢復手段。另外，在外感風寒及熱性病期間，各種運動補劑都應該暫停服用，以免加重病情。

第八章　健身測評有了新方法

1 心功能和形體檢測同步

主要採用BQH－健身測評儀、血壓計、體脂檢測儀、身高體重計和皮尺等進行健身測評。其中，BQH－健身測評儀是根據人體血液動力流變學的原理，採用無損傷性的方法，測量和評價人體心血管功能狀態的變化，並輸入相應的身體形態學指標以及受檢者已有的其他體檢或體質檢測數據，經電腦分析綜合後，自動合成包括運動處方、基礎營養及特殊保健建議等內容的個性化綜合保健計畫，能夠自動打印並歸檔留存。階段復測時，還可以進行縱向比較和評估，給這項工作帶來了很大的方便。

由這種方式對大眾進行科學健身的具體咨詢和指導，使大家有案可查，有文字依據，增強了科學健身的可操作性，對廣大群眾在全民健身活動中，實現參與和效果的統一，更好地提高健康水準提供具體的咨詢和幫助。

2 無損傷性檢測方法的發展與改進

七〇年代以來，血液動力流變學的研究已由定性向定量階段飛速發展，但鑒於以往採用的導管法、同位素定量測定法等均有一定的困難和危險性，故近二十年來國內外均在探索無創傷性定量分析方法，並在醫學臨床工作中取得了許多成果。

我們參考國內外採集脈搏波形計算心血管功能的方法，通過融合改良，研制出BQH—健身測評儀，為進行科學健身咨詢工作提供了極大的方便，其檢測原理於一九九七年通過國家體委組織的專家鑒定。

我們使用這種方法，進行了上萬人次的檢測觀察，積累了經驗，在此基礎上，又對生物信息的採集及評價方法，經過多次的改進，將主要反映機體心肌泵力、血管彈性、血液黏度及微循環狀態等主要的心血管功能參數，進行權重分析後，對檢測結果增加了百分制的評價與分級，設計了各個參數與正常值關係的直方圖、雷達圖等，使檢測結果更加醒目易懂。

並以此為依據，合成一份保健計畫，包括進行有氧運動時適合的靶心率範圍，有氧運動項目與運動量的建議，合理營養要點及一些特殊的保健方法等，還實現了即刻打印報告單和保健計畫的功能，讓每一個受檢者都能夠有章可循地去進行自我保健。

③ 檢測過程示範

① 詢問和輸入受檢者信息

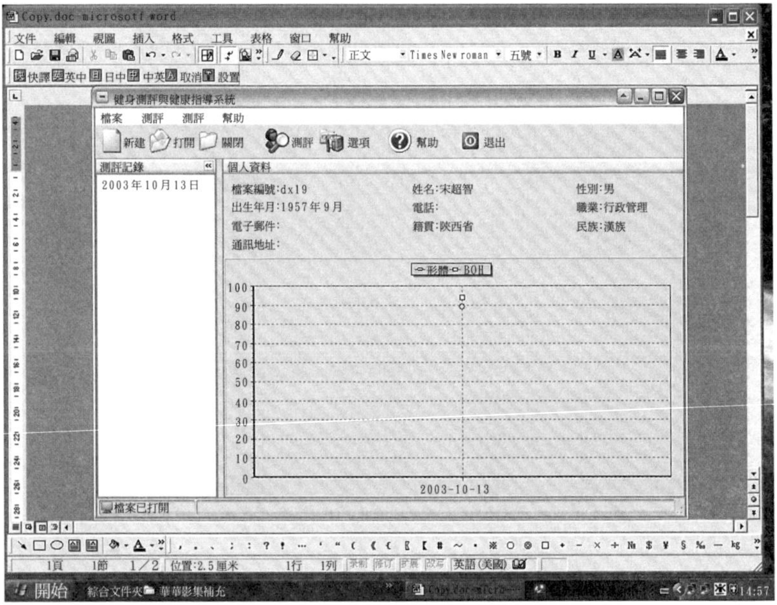

② 測量和輸入身高、體重、三圍和體脂率

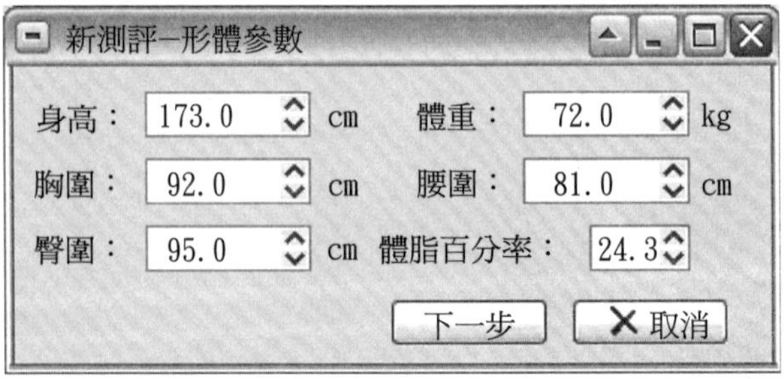

③測量血壓和檢測心血管功能

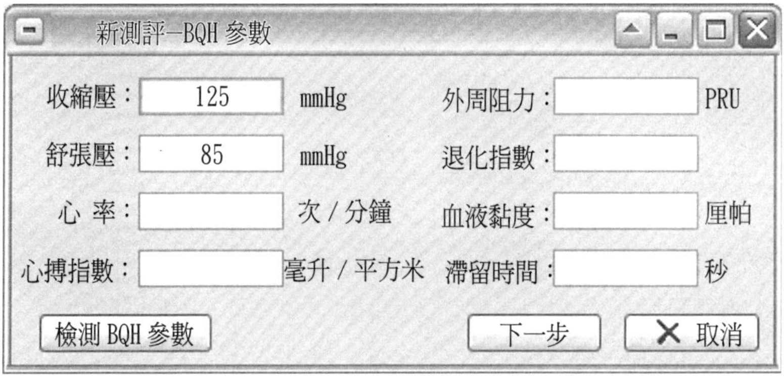
新測評—BQH 參數
收縮壓：
125
mmHg
外周阻力：
PRU
舒張壓：
85
mmHg
退化指數：
心 率：
次 / 分鐘
血液黏度：
厘帕
心搏指數：
毫升 / 平方米
滯留時間：
秒
檢測 BQH 參數
下一步
取消

④ 詢問並點擊已經存在的心電圖診斷，如果沒有，即可跳過

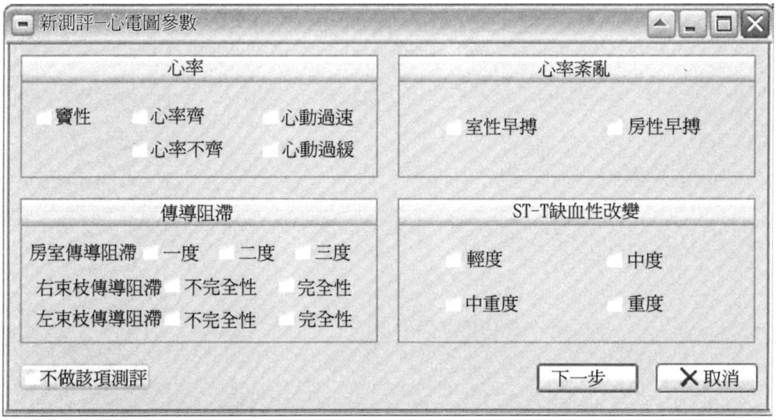
新測評—心電圖參數
心率
竇性
心率齊
心動過速
心率不齊
心動過緩
心率紊亂
室性早搏
房性早搏
傳導阻滯
房室傳導阻滯
一度
二度
三度
右束枝傳導阻滯
不完全性
完全性
左束枝傳導阻滯
不完全性
完全性
ST-T缺血性改變
輕度
中度
中重度
重度
不做該項測評
下一步
取消

⑤詢問並點擊已經存在的尿 10 項檢測結果，如果沒有，即可跳過

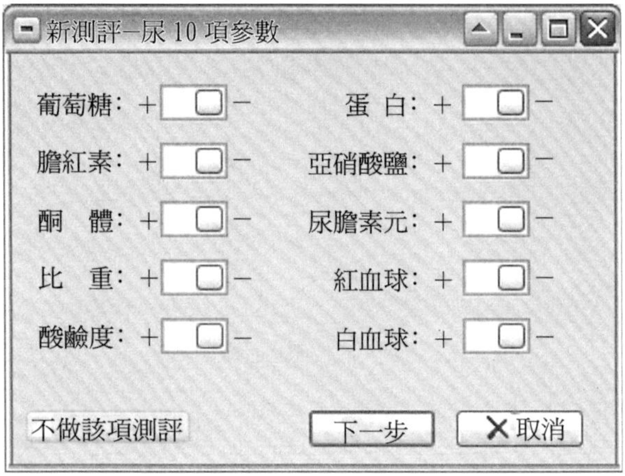

⑥詢問並點擊已經存在的血色素、血糖、體成分與運動試驗結果，如果沒有，即可跳過

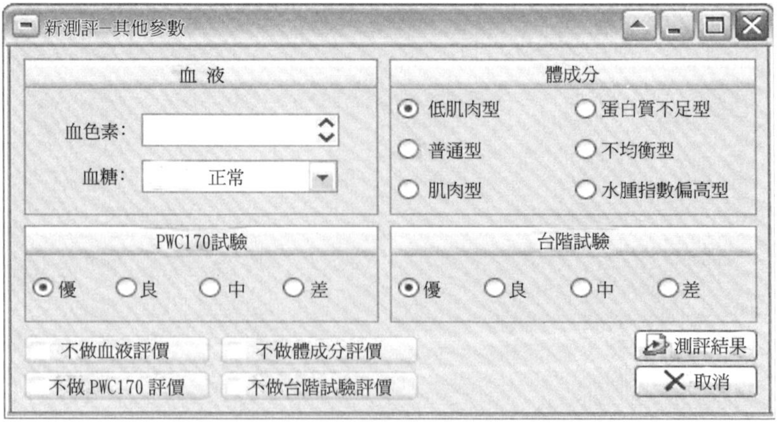

⑦ 電腦將以上所有檢測的和詢問到的結果，經過綜合分析，自動合成一份保健計劃

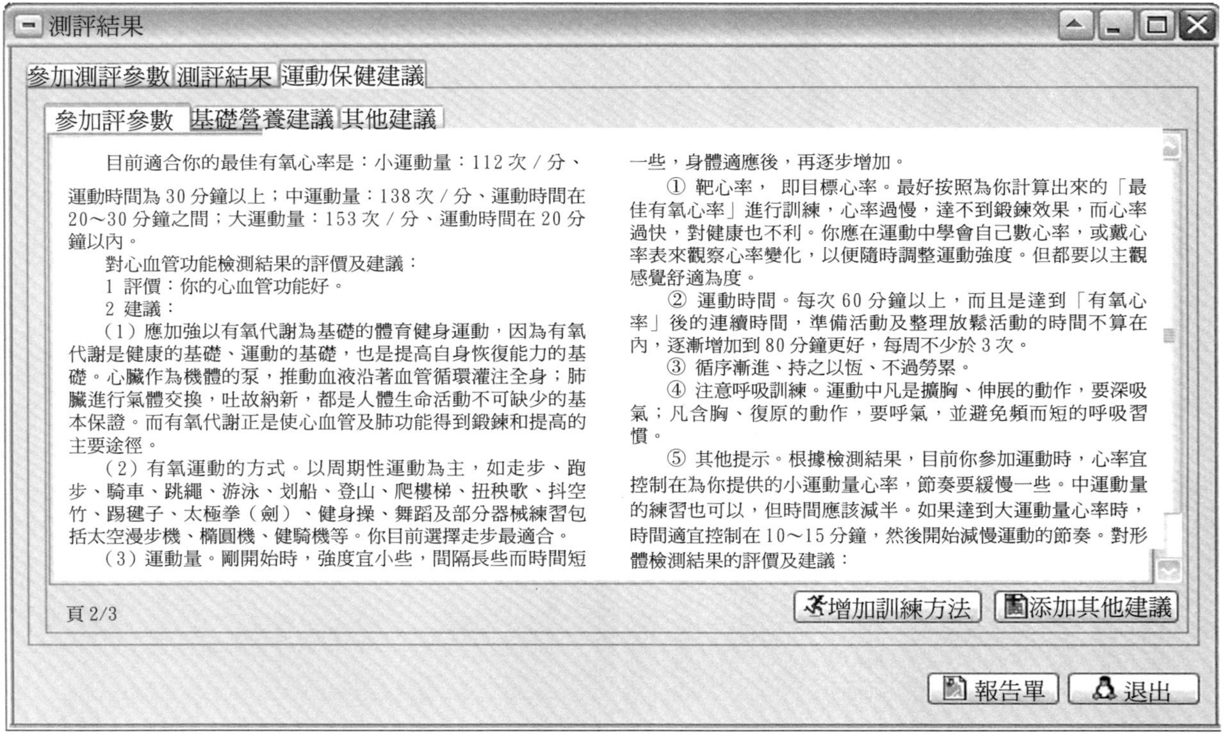

⑧ 在打印前，允許操作者對電腦自動給出的計劃進行增補和修改，例如：根據受檢者要求，增加特定的訓練計劃，數據庫中的每一類訓練計劃都包括多種具體方法，既可以由電腦隨機調給，也可以人工遴選。

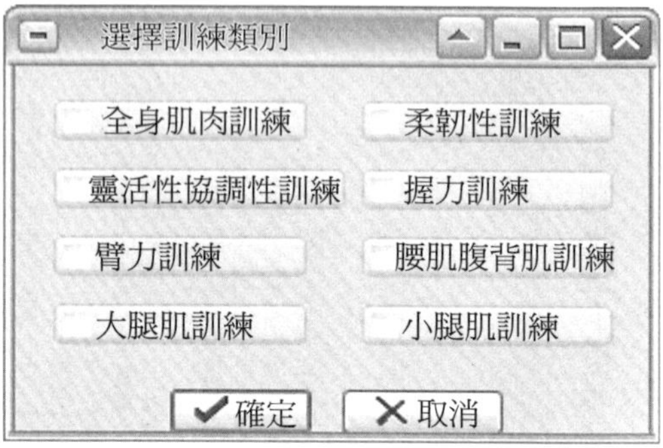

⑨ 還可以進一步添加適合不同對象的特殊保健建議

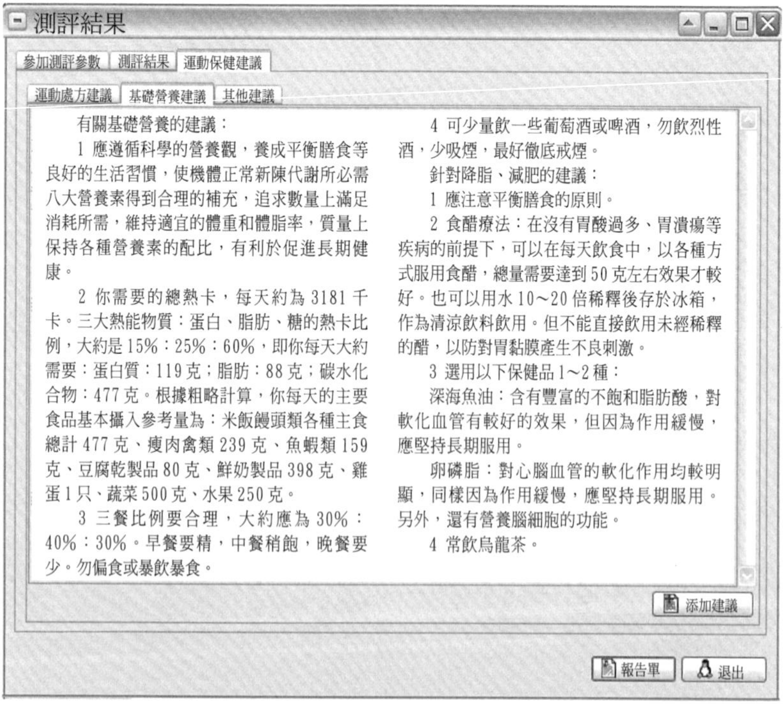

⑩ 最後確定報告單，儲存並即刻打印

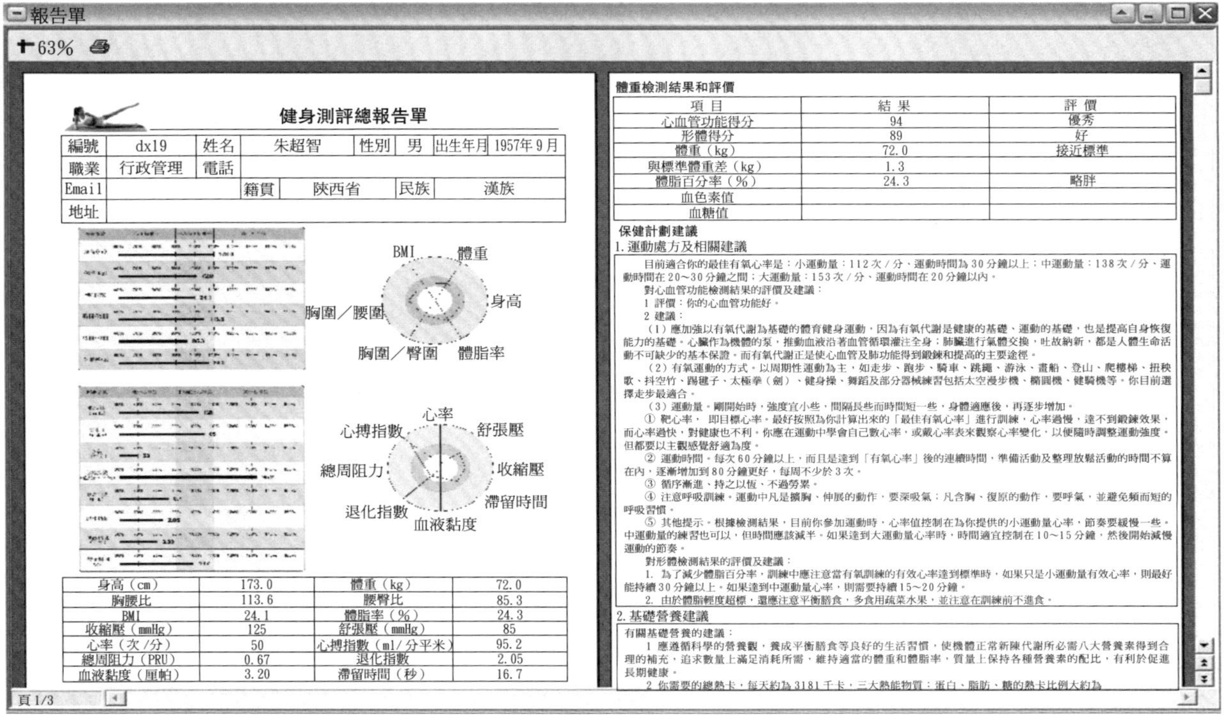

報告單

63%

健身測評總報告單

編號	dx19	姓名	朱超智	性別	男	出生年月	1957年 9 月
職業	行政管理	電話					
Email			籍貫	陝西省	民族	漢族	
地址							

身高（cm）	173.0	體重（kg）	72.0
胸腰比	113.6	腰臀比	85.3
BMI	24.1	體脂率（%）	24.3
收縮壓（mmHg）	125	舒張壓（mmHg）	85
心率（次／分）	50	心搏指數（ml／分平米）	95.2
總周阻力（PRU）	0.67	退化指數	2.05
血液黏度（厘帕）	3.20	滯留時間（秒）	16.7

體重檢測結果和評價

項 目	結 果	評 價
心血管功能得分	94	優秀
形體得分	89	好
體重（kg）	72.0	接近標準
與標準體重差（kg）	1.3	
體脂百分率（%）	24.3	略胖
血色素值		
血糖值		

保健計劃建議

1. 運動處方及相關建議

目前適合你的最佳有氧心率是：小運動量：112 次／分、運動時間為 30 分鐘以上；中運動量：138 次／分、運動時間在 20～30 分鐘之間；大運動量：153 次／分、運動時間在 20 分鐘以內。

對心血管功能檢測結果的評價及建議：

1 評價：你的心血管功能好。

2 建議：

（1）應加強以有氧代謝為基礎的體育健身運動，因為有氧代謝是健康的基礎、運動的基礎，也是提高自身恢復能力的基礎。心臟作為機體的泵，推動血液沿著血管循環灌注全身；肺臟進行氣體交換，吐故納新，都是人體生命活動不可缺少的基本保證。而有氧代謝正是使心血管及肺功能得到鍛鍊和提高的主要途徑。

（2）有氧運動的方式。以周期性運動為主，如走步、跑步、騎車、跳繩、游泳、畫船、登山、爬樓梯、扭秧歌、抖空竹、踢毽子、太極拳（劍）、健身操、舞蹈及部分器械練習包括太空漫步機、橢圓機、健騎機等。你目前選擇走步最適合。

（3）運動量。剛開始時，強度宜小些，間隔長些而時間短一些，身體適應後，再逐步增加。

① 靶心率， 即目標心率。最好按照為你計算出來的「最佳有氧心率」進行訓練，心率過慢，達不到鍛鍊效果，而心率過快，對健康也不利。你應在運動中學會自己數心率，或戴心率表來觀察心率變化，以便隨時調整運動強度。但都要以主觀感覺舒適為度。

② 運動時間。每次 60 分鐘以上，而且是達到「有氧心率」後的連續時間，準備活動及整理放鬆活動的時間不算在內，逐漸增加到 80 分鐘更好，每周不少於 3 次。

③ 循序漸進、持之以恆、不過勞累。

④ 注意呼吸訓練。運動中凡是擴胸、伸展的動作，要深吸氣；凡含胸、復原的動作，要呼氣，並避免頻而短的呼吸習慣。

⑤ 其他提示。根據檢測結果，目前你參加運動時，心率值控制在為你提供的小運動量心率，節奏要緩慢一些。中運動量的練習也可以，但時間應該減半。如果達到大運動量心率時，時間適宜控制在 10～15 分鐘，然後開始減慢運動的節奏。

對形體檢測結果的評價及建議：

1. 為了減少體脂百分率，訓練中應注意當有氧訓練的有效心率達到標準時，如果只是小運動量有效心率，則最好能持續 30 分鐘以上。如果達到中運動量心率，則需要持續 15～20 分鐘。

2. 由於體脂輕度超標，還應注意平衡膳食，多食用蔬菜水果，並注意在訓練前不進食。

2. 基礎營養建議

有關基礎營養的建議：

1 應遵循科學的營養觀，養成平衡膳食等良好的生活習慣，使機體正常新陳代謝所必需八大營養素得到合理的補充，追求數量上滿足消耗所需，維持適當的體重和體脂率，質量上保持各種營養素的配比，有利於促進長期健康。

2 你需要的總熱卡，每天約為 3181 千卡，三大熱能物質：蛋白、脂肪、糖的熱卡比例大約為

頁 1/3

第九章　運動性軟組織損傷的對策

在科學健身的潮流中，由於每個人的體質不同，運動水準和適應能力不同，有時會發生一些運動損傷，這的確是很難免的，實在有必要告訴讀者一點點應付運動損傷的方法，既有利於將科學健身不間斷地進行下去，也有利於維護自己的健康。當然，這裡僅僅對常見的、比較輕微的運動性軟組織損傷而言，並不包括需要到醫院去就診的運動損傷。

1 運動後肌肉酸痛不要緊

差不多每個參加體育運動的人，都有過肌肉酸痛的感受，尤其是初次參加一項運動，或在很久不運動的情況下，剛剛恢復運動，也可以在突然增加運動量之後，在運動後一天內，會出現不同程度的肌肉酸痛，醫學上稱為「延遲性肌肉酸痛症」。有些人就因為害怕或忍受不了疼痛而中止了運動，甚至對健身運動敬而遠之。

其實，延遲性肌肉酸痛症只是一種短暫機體反應，研究認為它是由於肌肉活動的增加，導致其彈性與張力增加，進而造成肌肉的結構性損傷；另外，運動中血液生化的變化、代謝產物的堆積、肌肉溫度的升高及痙攣等因素的影響，都是引起延遲性肌肉酸痛症的原因，運動後一～三天到達酸痛的高潮，一週內基本上可以完全消失。所以，延遲性肌肉酸痛症不要緊，只要運動得法，運動量調整適宜，很快就能克服，而且不會重複出現。相反，光靠停止運動，消極恢復，那麼下次再運動時，又會重複出現，又要再次飽受疼痛的困擾。

為了較快地消除延遲性肌肉酸痛，還可以在運動後用熱水泡腳、泡熱水澡、局部按摩等。

❷ 自己當個救護員

運動性軟組織損傷難免經常會遇到，為了減少損傷的進一步發展，有利於就醫後的處理，我們可以學會一些臨時性的救護方法。如果是閉合性的軟組織損傷，可以概括為：冷敷、加壓包紮、制動。

⑴冷　敷

許多人都知道閉合性的軟組織損傷剛發生時，採用冷敷可以減少出血、腫脹和疼痛，但卻誤以為用自來水沖泡患部就是冷敷。

其實，這的確是常常看到的錯誤。冷敷應該用冰塊或冰袋才能發揮作用，如果身邊沒有準備好的裝冰保溫筒，買幾根冰棍也管用。條件允許，採用冷凝氣霧劑噴撒，或隨身攜帶快速化合冰袋備用均可。

(2) **加壓包紮**

也是減少出血、腫脹和疼痛的必要措施，在拉傷或扭傷的部位，先墊上厚一點兒的藥棉或紙巾，再用綳帶緊緊包紮，但要注意不能過緊，以被包紮的肢體遠端血液循環不受阻礙（即不發麻、不腫脹）為準，如果出現發麻或腫脹，即應該鬆開綳帶重新包紮。

有時身邊沒有包紮的物品，可以用手指、掌或拳對患部加壓二～三分鐘，也常常收到較好的臨時性效果。

(3) **制　動**

暫時減少患部活動，以便進一步觀察或就診。

如果損傷引起出血，首先應該有效地止血。

❸ 再給你幾招小竅門

① 不要隨便按摩和熱敷

當發生軟組織損傷後，二十四小時內，不主張進行按摩治療，不能進行熱敷。尤其是應該明確沒有骨折、肌腱或韌帶斷裂等按摩禁忌症之後，才能選擇按摩。

② 急慢性損傷都能用的治療儀

因為一般理療往往會發生熱效應，會加重局部腫脹，所以軟組織損傷剛發生後，也不主張理療。但是，深圳奧克微微波治療儀克服了這種侷限性，採用電子脈沖技術，使急性軟組織傷當即可以接受治療，而且消腫止痛的效果都十分明顯，算是填補了一個臨床治療的空白。

另外，用這種穿透力被同行譽為世界第一的治療儀，照射腰部，還可以收到加快全身恢復、增長體力的效果，成為健身的一個很好的輔助手段。

③ 沖擊波，沖出折磨

不少健身愛好者，雖然沒有急性運動損傷，卻飽受一些慢性運動損傷之苦，例如：網球肘、髕尖痛、跟骨痛、跟腱周圍炎、肩袖損傷及運動性骨關節病等，儘管採用多種方法治療，效果均不理想，從而影響了健身的興趣。那麼，可以告訴你一個好消息，請你試用一下蘇州錫鑫沖擊波治療儀，這種國內首創的新型的治療手段給腱末端病、骨關節病等帶來了福音，它會帶你沖出這些慢性運動損傷的折磨，更好地投身科學健身的大潮中去，充分享受人生，擁抱健康。

④「力王」是你的好幫手

北京太陽計算機公司的「力王」治療儀設計了從幫助肌肉放鬆、治療傷痛與輔助各個部位肌肉的被動力量訓練三個方面的功能，實現一機多用。尤其在治療關節的運動損傷時，可以同時對周圍的肌肉群進行被動的力量訓練，從而避免了肌肉萎縮，加強了關節的穩定性，較大限度地防止了關節在康復過程中的重複損傷，加快了損傷的恢復進程。

另外，在每次運動後，還可以利用它享受到多種不同方式的按摩。因此，「力王」不僅受到運動員歡迎，也是大眾科學健身的好幫手。

作者簡介

黃光民　一九六六年畢業於貴陽醫學院，國家體育總局運動醫學研究所主任醫師，南京醫科大學兼職教授，籌備二〇〇四年奧運會醫療專家組成員，首都保健營養美食學會副會長。

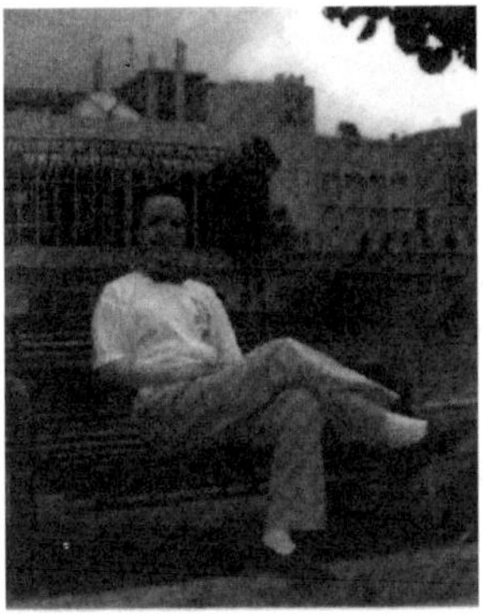

多年來，從事國家隊醫務監督工作，重點研究運動員的機能測評、運動保健醫學和運動營養學等。曾主持多項部級科研課題，爲十多個項目的國家運動隊服務，並獲得中國體育科技進步獎一等獎、國家體委奧運科技攻關服務一等獎及中國運動營養金獎等。

在全國性刊物發表論文四十餘篇，參與撰寫《優秀運動員機能評定手冊》《備戰亞運會奧運會實用手冊》《業餘訓練工作指南》等，並經常到各地進行科普講座。主要科研成果轉化爲產品的有：純中藥補劑「雷龍片」（國家准字號）、「螺旋藻製劑」（國家健字號）、「心血管功能檢測儀」等。

近年來，與王宏、楊益民合作，研製出用於測評、指導大衆科學健身軟件，爲不同的人提供個性化的保健計劃，爲全民健身服務，目前正在推廣應用中。

王宏　一九九〇年畢業於上海體育學院康復專業，現任新疆體育局體工一大隊醫務所副所長，主治醫師。曾從事群體活動，並擔任組織者及乒乓球教練、太極拳（劍）教練等，公開發表過運動醫學論文多篇。

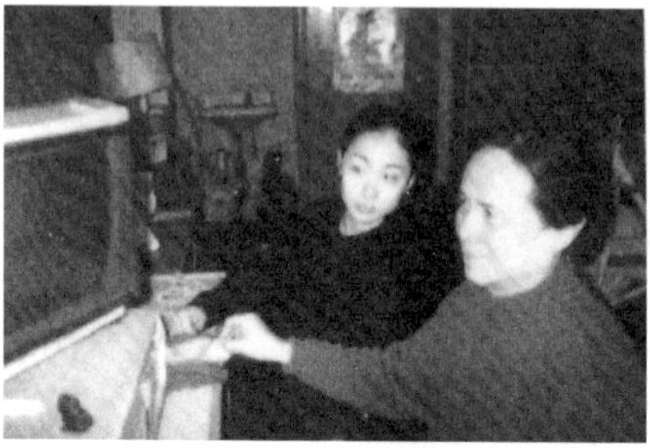

爲奧運會冠軍劉璇檢測

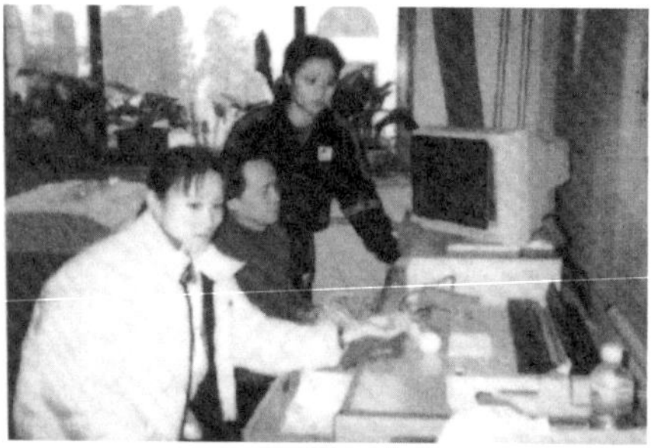

爲奧運會冠軍葛菲、顧俊檢測

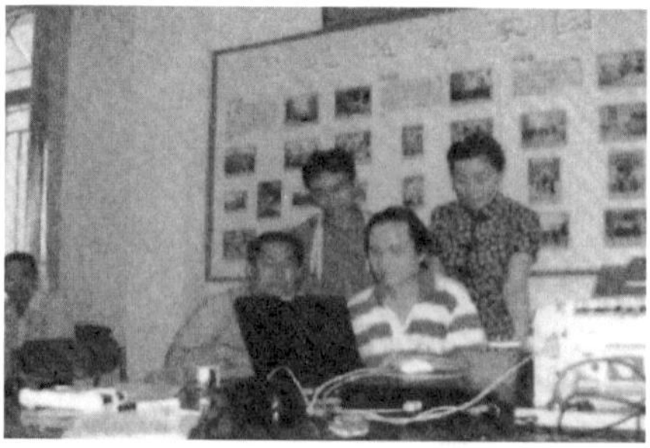

群體司課題組到深圳西麗社區服務

大展出版社有限公司
品冠文化出版社

圖書目錄

地址：台北市北投區(石牌)
致遠一路二段 12 巷 1 號
郵撥：01669551<大展>
19346241<品冠>

電話：(02) 28236031
28236033
28233123
傳真：(02) 28272069

・熱門新知・品冠編號 67

1.	圖解基因與 DNA	（精）	中原英臣主編	230 元
2.	圖解人體的神奇	（精）	米山公啟主編	230 元
3.	圖解腦與心的構造	（精）	永田和哉主編	230 元
4.	圖解科學的神奇	（精）	鳥海光弘主編	230 元
5.	圖解數學的神奇	（精）	柳 谷 晃著	250 元
6.	圖解基因操作	（精）	海老原充主編	230 元
7.	圖解後基因組	（精）	才園哲人著	230 元
8.	圖解再生醫療的構造與未來		才園哲人著	230 元
9.	圖解保護身體的免疫構造		才園哲人著	230 元

・圍棋輕鬆學・品冠編號 68

1.	圍棋六日通	李曉佳編著	160 元

・生活廣場・品冠編號 61

1.	366 天誕生星	李芳黛譯	280 元
2.	366 天誕生花與誕生石	李芳黛譯	280 元
3.	科學命相	淺野八郎著	220 元
4.	已知的他界科學	陳蒼杰譯	220 元
5.	開拓未來的他界科學	陳蒼杰譯	220 元
6.	世紀末變態心理犯罪檔案	沈永嘉譯	240 元
7.	366 天開運年鑑	林廷宇編著	230 元
8.	色彩學與你	野村順一著	230 元
9.	科學手相	淺野八郎著	230 元
10.	你也能成為戀愛高手	柯富陽編著	220 元
11.	血型與十二星座	許淑瑛編著	230 元
12.	動物測驗—人性現形	淺野八郎著	200 元
13.	愛情、幸福完全自測	淺野八郎著	200 元
14.	輕鬆攻佔女性	趙奕世編著	230 元
15.	解讀命運密碼	郭宗德著	200 元
16.	由客家了解亞洲	高木桂藏著	220 元

・女醫師系列・品冠編號 62

1.	子宮內膜症	國府田清子著	200 元
2.	子宮肌瘤	黑島淳子著	200 元
3.	上班女性的壓力症候群	池下育子著	200 元
4.	漏尿、尿失禁	中田真木著	200 元
5.	高齡生產	大鷹美子著	200 元
6.	子宮癌	上坊敏子著	200 元
7.	避孕	早乙女智子著	200 元
8.	不孕症	中村春根著	200 元
9.	生理痛與生理不順	堀口雅子著	200 元
10.	更年期	野末悅子著	200 元

・傳統民俗療法・品冠編號 63

1.	神奇刀療法	潘文雄著	200 元
2.	神奇拍打療法	安在峰著	200 元
3.	神奇拔罐療法	安在峰著	200 元
4.	神奇艾灸療法	安在峰著	200 元
5.	神奇貼敷療法	安在峰著	200 元
6.	神奇薰洗療法	安在峰著	200 元
7.	神奇耳穴療法	安在峰著	200 元
8.	神奇指針療法	安在峰著	200 元
9.	神奇藥酒療法	安在峰著	200 元
10.	神奇藥茶療法	安在峰著	200 元
11.	神奇推拿療法	張貴荷著	200 元
12.	神奇止痛療法	漆 浩 著	200 元
13.	神奇天然藥食物療法	李琳編著	200 元
14.	神奇新穴療法	吳德華編著	200 元

・常見病藥膳調養叢書・品冠編號 631

1.	脂肪肝四季飲食	蕭守貴著	200 元
2.	高血壓四季飲食	秦玖剛著	200 元
3.	慢性腎炎四季飲食	魏從強著	200 元
4.	高脂血症四季飲食	薛輝著	200 元
5.	慢性胃炎四季飲食	馬秉祥著	200 元
6.	糖尿病四季飲食	王耀獻著	200 元
7.	癌症四季飲食	李忠著	200 元
8.	痛風四季飲食	魯焰主編	200 元
9.	肝炎四季飲食	王虹等著	200 元
10.	肥胖症四季飲食	李偉等著	200 元
11.	膽囊炎、膽石症四季飲食	謝春娥著	200 元

・彩色圖解保健・品冠編號 64

1.	瘦身	主婦之友社	300 元
2.	腰痛	主婦之友社	300 元
3.	肩膀痠痛	主婦之友社	300 元
4.	腰、膝、腳的疼痛	主婦之友社	300 元
5.	壓力、精神疲勞	主婦之友社	300 元
6.	眼睛疲勞、視力減退	主婦之友社	300 元

・休閒保健叢書・品冠編號 641

1.	瘦身保健按摩術	聞慶漢主編	200 元

・心 想 事 成・品冠編號 65

1.	魔法愛情點心	結城莫拉著	120 元
2.	可愛手工飾品	結城莫拉著	120 元
3.	可愛打扮 & 髮型	結城莫拉著	120 元
4.	撲克牌算命	結城莫拉著	120 元

・少 年 偵 探・品冠編號 66

1.	怪盜二十面相	(精)	江戶川亂步著	特價 189 元
2.	少年偵探團	(精)	江戶川亂步著	特價 189 元
3.	妖怪博士	(精)	江戶川亂步著	特價 189 元
4.	大金塊	(精)	江戶川亂步著	特價 230 元
5.	青銅魔人	(精)	江戶川亂步著	特價 230 元
6.	地底魔術王	(精)	江戶川亂步著	特價 230 元
7.	透明怪人	(精)	江戶川亂步著	特價 230 元
8.	怪人四十面相	(精)	江戶川亂步著	特價 230 元
9.	宇宙怪人	(精)	江戶川亂步著	特價 230 元
10.	恐怖的鐵塔王國	(精)	江戶川亂步著	特價 230 元
11.	灰色巨人	(精)	江戶川亂步著	特價 230 元
12.	海底魔術師	(精)	江戶川亂步著	特價 230 元
13.	黃金豹	(精)	江戶川亂步著	特價 230 元
14.	魔法博士	(精)	江戶川亂步著	特價 230 元
15.	馬戲怪人	(精)	江戶川亂步著	特價 230 元
16.	魔人銅鑼	(精)	江戶川亂步著	特價 230 元
17.	魔法人偶	(精)	江戶川亂步著	特價 230 元
18.	奇面城的秘密	(精)	江戶川亂步著	特價 230 元
19.	夜光人	(精)	江戶川亂步著	特價 230 元
20.	塔上的魔術師	(精)	江戶川亂步著	特價 230 元
21.	鐵人Q	(精)	江戶川亂步著	特價 230 元
22.	假面恐怖王	(精)	江戶川亂步著	特價 230 元

23. 電人M （精） 江戶川亂步著 特價 230 元
24. 二十面相的詛咒 （精） 江戶川亂步著 特價 230 元
25. 飛天二十面相 （精） 江戶川亂步著 特價 230 元
26. 黃金怪獸 （精） 江戶川亂步著 特價 230 元

・武 術 特 輯・大展編號 10

1. 陳式太極拳入門 馮志強編著 180 元
2. 武式太極拳 郝少如編著 200 元
3. 中國跆拳道實戰 100 例 岳維傳著 220 元
4. 教門長拳 蕭京凌編著 150 元
5. 跆拳道 蕭京凌編譯 180 元
6. 正傳合氣道 程曉鈴譯 200 元
7. 實用雙節棍 吳志勇編著 200 元
8. 格鬥空手道 鄭旭旭編著 200 元
9. 實用跆拳道 陳國榮編著 200 元
10. 武術初學指南 李文英、解守德編著 250 元
11. 泰國拳 陳國榮著 180 元
12. 中國式摔跤 黃 斌編著 180 元
13. 太極劍入門 李德印編著 180 元
14. 太極拳運動 運動司編 250 元
15. 太極拳譜 清・王宗岳等著 280 元
16. 散手初學 冷 峰編著 200 元
17. 南拳 朱瑞琪編著 180 元
18. 吳式太極劍 王培生著 200 元
19. 太極拳健身與技擊 王培生著 250 元
20. 秘傳武當八卦掌 狄兆龍著 250 元
21. 太極拳論譚 沈 壽著 250 元
22. 陳式太極拳技擊法 馬 虹著 250 元
23. 二十四式/三十二式太極拳/劍 闞桂香著 180 元
24. 楊式秘傳 129 式太極長拳 張楚全著 280 元
25. 楊式太極拳架詳解 林炳堯著 280 元
26. 華佗五禽劍 劉時榮著 180 元
27. 太極拳基礎講座：基本功與簡化 24 式 李德印著 250 元
28. 武式太極拳精華 薛乃印著 200 元
29. 陳式太極拳拳理闡微 馬 虹著 350 元
30. 陳式太極拳體用全書 馬 虹著 400 元
31. 張三豐太極拳 陳占奎著 200 元
32. 中國太極推手 張 山主編 300 元
33. 48 式太極拳入門 門惠豐編著 220 元
34. 太極拳奇人奇功 嚴翰秀編著 250 元
35. 心意門秘籍 李新民編著 220 元
36. 三才門乾坤戊己功 王培生編著 220 元
37. 武式太極劍精華＋VCD 薛乃印編著 350 元

38. 楊式太極拳	傅鐘文演述	200 元
39. 陳式太極拳、劍 36 式	闞桂香編著	250 元
40. 正宗武式太極拳	薛乃印著	220 元
41. 杜元化＜太極拳正宗＞考析	王海洲等著	300 元
42. ＜珍貴版＞陳式太極拳	沈家楨著	280 元
43. 24 式太極拳＋VCD	中國國家體育總局著	350 元
44. 太極推手絕技	安在峰編著	250 元
45. 孫祿堂武學錄	孫祿堂著	300 元
46. ＜珍貴本＞陳式太極拳精選	馮志強著	280 元
47. 武當趙堡太極拳小架	鄭悟清傳授	250 元
48. 太極拳習練知識問答	邱丕相主編	220 元
49. 八法拳 八法槍	武世俊著	220 元
50. 地趟拳＋VCD	張憲政著	350 元
51. 四十八式太極拳＋DVD	楊 靜演示	400 元
52. 三十二式太極劍＋VCD	楊 靜演示	300 元
53. 隨曲就伸 中國太極拳名家對話錄	余功保著	300 元
54. 陳式太極拳五功八法十三勢	闞桂香著	200 元
55. 六合螳螂拳	劉敬儒等著	280 元
56. 古本新探華佗五禽戲	劉時榮編著	180 元
57. 陳式太極拳養生功＋VCD	陳正雷著	350 元
58. 中國循經太極拳二十四式教程	李兆生著	300 元
59. ＜珍貴本＞太極拳研究	唐豪・顧留馨著	250 元
60. 武當三豐太極拳	劉嗣傳著	300 元
61. 楊式太極拳體用圖解	崔仲三編著	400 元
62. 太極十三刀	張耀忠編著	230 元
63. 和式太極拳譜＋VCD	和有祿編著	450 元
64. 太極內功養生術	關永年著	300 元
65. 養生太極推手	黃康輝編著	280 元
66. 太極推手祕傳	安在峰編著	300 元
67. 楊少侯太極拳用架真詮	李璉編著	280 元
68. 細說陰陽相濟的太極拳	林冠澄著	350 元
69. 太極內功解祕	祝大彤編著	280 元
70. 簡易太極拳健身功	王建華著	180 元
71. 楊氏太極拳真傳	趙斌等著	380 元
72. 李子鳴傳梁式直趟八卦六十四散手掌	張全亮編著	200 元
73. 炮捶 陳式太極拳第二路	顧留馨著	330 元
74. 太極推手技擊傳真	王鳳鳴編著	300 元
75. 傳統五十八式太極劍	張楚全編著	200 元
76. 新編太極拳對練	曾乃梁編著	280 元
77. 意拳拳學	王薌齋創始	280 元
78. 心意拳練功竅要	馬琳璋著	300 元
79. 形意拳搏擊的理與法	買正虎編著	300 元
80. 拳道功法學	李玉柱編著	300 元

・彩色圖解太極武術・大展編號 102

1.	太極功夫扇	李德印編著	220 元
2.	武當太極劍	李德印編著	220 元
3.	楊式太極劍	李德印編著	220 元
4.	楊式太極刀	王志遠著	220 元
5.	二十四式太極拳（楊式）＋VCD	李德印編著	350 元
6.	三十二式太極劍（楊式）＋VCD	李德印編著	350 元
7.	四十二式太極劍＋VCD	李德印編著	350 元
8.	四十二式太極拳＋VCD	李德印編著	350 元
9.	16 式太極拳 18 式太極劍＋VCD	崔仲三著	350 元
10.	楊氏 28 式太極拳＋VCD	趙幼斌著	350 元
11.	楊式太極拳 40 式＋VCD	宗維潔編著	350 元
12.	陳式太極拳 56 式＋VCD	黃康輝等著	350 元
13.	吳式太極拳 45 式＋VCD	宗維潔編著	350 元
14.	精簡陳式太極拳 8 式、16 式	黃康輝編著	220 元
15.	精簡吳式太極拳<36 式拳架・推手>	柳恩久主編	220 元
16.	夕陽美功夫扇	李德印著	220 元
17.	綜合 48 式太極拳＋VCD	竺玉明編著	350 元
18.	32 式太極拳（四段）	宗維潔演示	220 元
19.	楊氏 37 式太極拳＋VCD	趙幼斌著	350 元
20.	楊氏 51 式太極劍＋VCD	趙幼斌著	350 元

・國際武術競賽套路・大展編號 103

1.	長拳	李巧玲執筆	220 元
2.	劍術	程慧琨執筆	220 元
3.	刀術	劉同為執筆	220 元
4.	槍術	張躍寧執筆	220 元
5.	棍術	殷玉柱執筆	220 元

・簡化太極拳・大展編號 104

1.	陳式太極拳十三式	陳正雷編著	200 元
2.	楊式太極拳十三式	楊振鐸編著	200 元
3.	吳式太極拳十三式	李秉慈編著	200 元
4.	武式太極拳十三式	喬松茂編著	200 元
5.	孫式太極拳十三式	孫劍雲編著	200 元
6.	趙堡太極拳十三式	王海洲編著	200 元

・導引養生功・大展編號 105

1.	疏筋壯骨功＋VCD	張廣德著	350 元

2. 導引保建功＋VCD	張廣德著	350 元
3. 頤身九段錦＋VCD	張廣德著	350 元
4. 九九還童功＋VCD	張廣德著	350 元
5. 舒心平血功＋VCD	張廣德著	350 元
6. 益氣養肺功＋VCD	張廣德著	350 元
7. 養生太極扇＋VCD	張廣德著	350 元
8. 養生太極棒＋VCD	張廣德著	350 元
9. 導引養生形體詩韻＋VCD	張廣德著	350 元
10. 四十九式經絡動功＋VCD	張廣德著	350 元

・中國當代太極拳名家名著・大展編號 106

1. 李德印太極拳規範教程	李德印著	550 元
2. 王培生吳式太極拳詮真	王培生著	500 元
3. 喬松茂武式太極拳詮真	喬松茂著	450 元
4. 孫劍雲孫式太極拳詮真	孫劍雲著	350 元
5. 王海洲趙堡太極拳詮真	王海洲著	500 元
6. 鄭琛太極拳道詮真	鄭琛著	450 元
7. 沈壽太極拳文集	沈壽著	630 元

・古代健身功法・大展編號 107

1. 練功十八法	蕭凌編著	200 元
2. 十段錦運動	劉時榮編著	180 元
3. 二十八式長壽健身操	劉時榮著	180 元
4. 三十二式太極雙扇	劉時榮著	160 元

・太極跤・大展編號 108

1. 太極防身術	郭慎著	300 元
2. 擒拿術	郭慎著	280 元

・名師出高徒・大展編號 111

1. 武術基本功與基本動作	劉玉萍編著	200 元
2. 長拳入門與精進	吳彬等著	220 元
3. 劍術刀術入門與精進	楊柏龍等著	220 元
4. 棍術、槍術入門與精進	邱丕相編著	220 元
5. 南拳入門與精進	朱瑞琪編著	220 元
6. 散手入門與精進	張山等著	220 元
7. 太極拳入門與精進	李德印編著	280 元
8. 太極推手入門與精進	田金龍編著	220 元

國家圖書館出版品預行編目資料

科學健身改變亞健康／黃光民　王　宏　著 ——初版，——臺北市，大展，2006年〔民95〕 面；21公分，——（健康加油站；18） ISBN　957-468-456-3（平裝） 1.運動與健康　2.飲食 411.71　　　　　　　　　95004298

<原書名：Bye Bye！亞健康>

科學健身改變亞健康

ISBN 957-468-456-3

著　　者／黃 光 民　王　宏
責任編輯／駱 勤 方
發 行 人／蔡 森 明
出 版 者／大展出版社有限公司
社　　址／台北市北投區（石牌）致遠一路2段12巷1號
電　　話／（02）28236031・28236033・28233123
傳　　眞／（02）28272069
郵政劃撥／01669551
網　　址／www.dah-jaan.com.tw
E－mail／service@dah-jaan.com.tw
登 記 證／局版臺業字第2171號
承 印 者／高星印刷品行
裝　　訂／建鑫印刷裝訂有限公司
排 版 者／弘益電腦排版有限公司
授 權 者／北京人民體育出版社
初版1刷／2006年（民95年）5月

定價／180元

大展好書　好書大展
品嘗好書　冠群可期

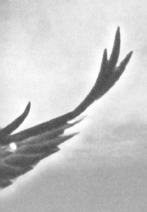

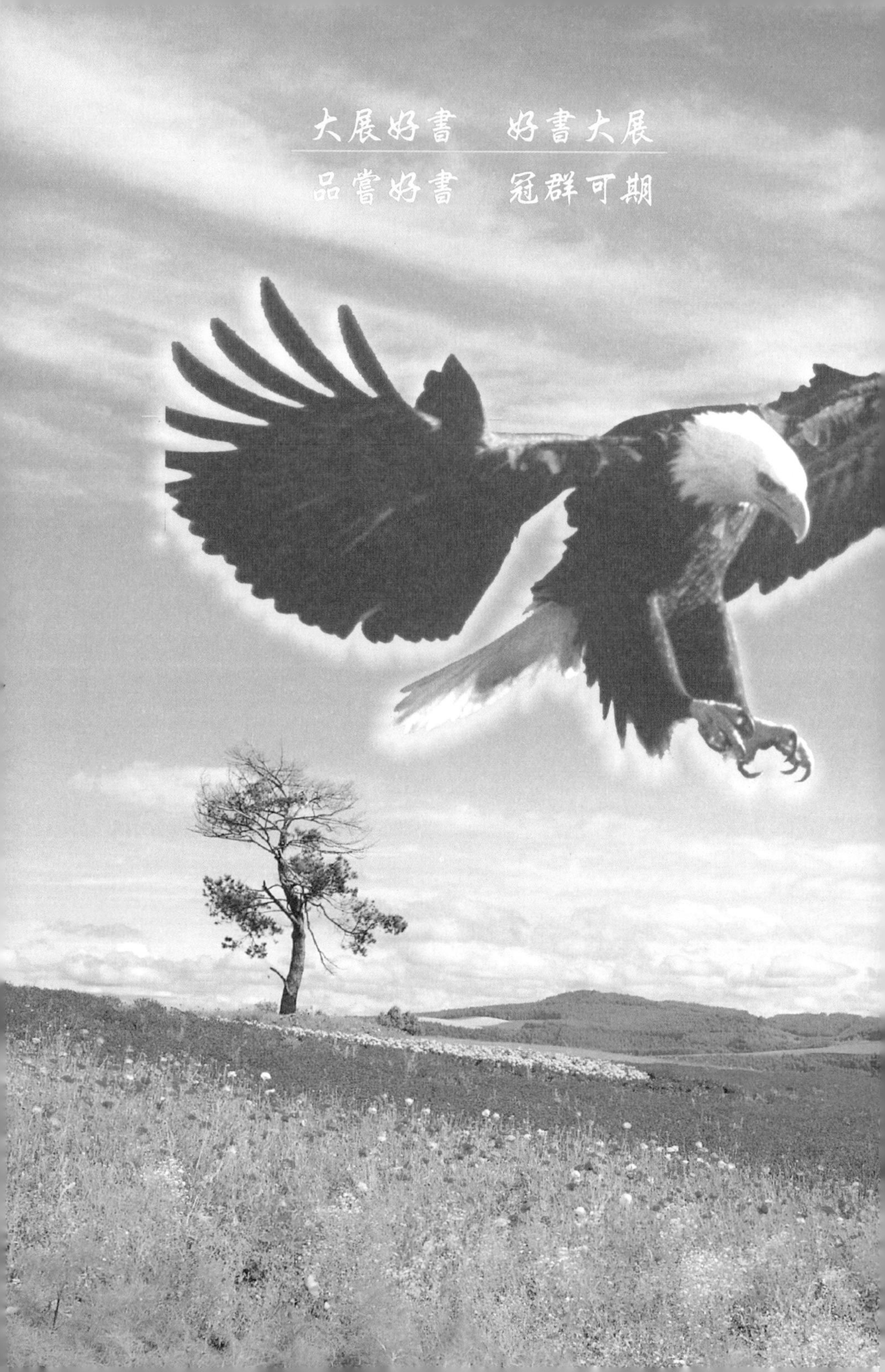
大展好書　好書大展
品嘗好書　冠群可期